巴马长寿养生文化丛书

世界长寿之乡——巴马

享寿探密

精华版

李少华　江　山　杨桂英　著

中医古籍出版社

图书在版编目（CIP）数据

世界长寿之乡巴马享寿探密：精华版/李少华，江山，杨桂英著．－北京：中医古籍出版社，2012.2

（巴马长寿养生文化丛书/江山等主编）

ISBN 978－7－5152－0125－2

Ⅰ.①世… Ⅱ.①李…②江…③杨… Ⅲ.①长寿－文化－巴马瑶族自治县 Ⅳ.①R161.7

中国版本图书馆 CIP 数据核字（2011）第 275251 号

享寿探密

李少华 江 山 杨桂英 著

责任编辑 贾萧荣

封面设计 映象视觉

出版发行 中医古籍出版社

社 址 北京东直门内南小街 16 号（100700）

印 刷 三河市华东印刷厂

开 本 880mm×1230mm 1/32

印 张 8

字 数 142 千字

版 次 2012 年 2 月第 1 版 2012 年 2 月第 1 次印刷

印 数 0001～3500 册

书 号 ISBN 978－7－5152－0125－2

定 价 18.00 元

著者简介

李少华，男，壮族，1953年出生。长期从事文化艺术工作，近20年来潜心长寿文化的挖掘、整理及展示工作，并创建了中国第一个长寿博物馆——巴马长寿博物馆，任馆长。曾出版《世界长寿之乡——巴马，长寿探秘》等书。

江山，大学本科毕业于中国协和医科大学临床医学专业。副研究员，长期从事科研管理、人才资源的开发与管理、科普创作等，资深项目策划、咨询顾问专家。多项卫生部科学技术进步奖等获奖课题组成员。在国家级学术核心期刊上发表论著、论文等70多篇，多篇获优秀论文奖；1篇20万字的论著2002年荣获第四届中国素质教育理论与实践大型征文活动特等奖。中华预防医学会会员、中国科普作家协会会员、北京科学技术普及创作协会会员及第五届理事兼副秘书长。积极活跃在科普领域，长期致力于将“四科”即科学思维方式、科学理念、科学人文精神、科学技术知识等，广泛传播至大众，倡导自然医学绿色无创方法防治疾病。已出版《现代生活与生物安全》《历练你的生命智慧》《保健时刻》《常见病按摩手法速成》《心脑血管病不花钱保健小妙招》《漫画享寿语丝》《图说逃生三字经》等书。

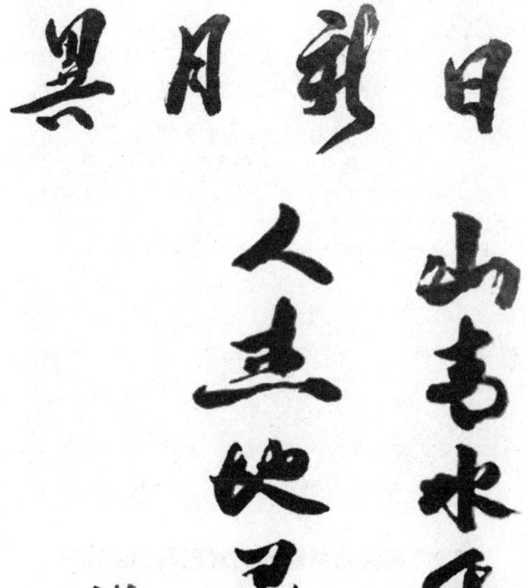

图 1　2010 年春节，国家总理温家宝莅临巴马，为巴马人民题词的墨宝。

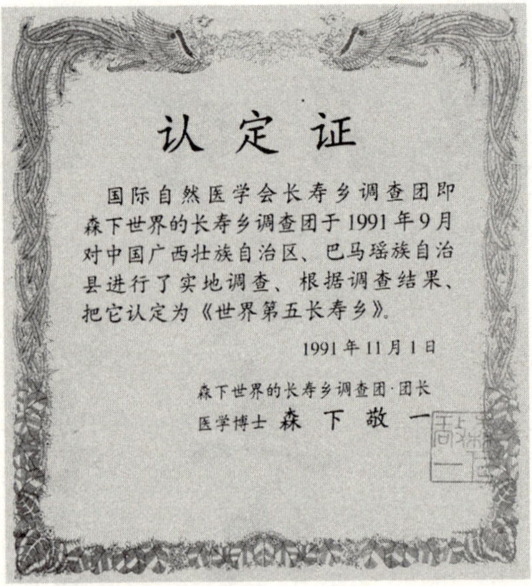

认定证

国际自然医学会长寿乡调查团即森下世界的长寿乡调查团于1991年9月对中国广西壮族自治区、巴马瑶族自治县进行了实地调查、根据调查结果、把它认定为《世界第五长寿乡》。

1991年11月1日

森下世界的长寿乡调查团·团长
医学博士 森下敬一

图2　国际自然医学会对巴马的认定书

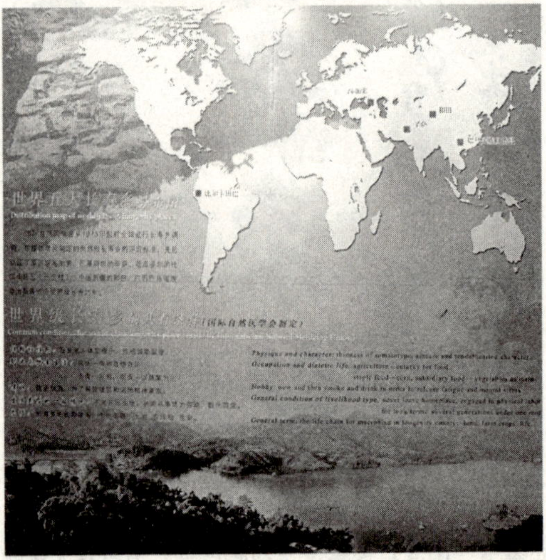

图3　世界5大长寿乡分布图（国际自然医学会提供）

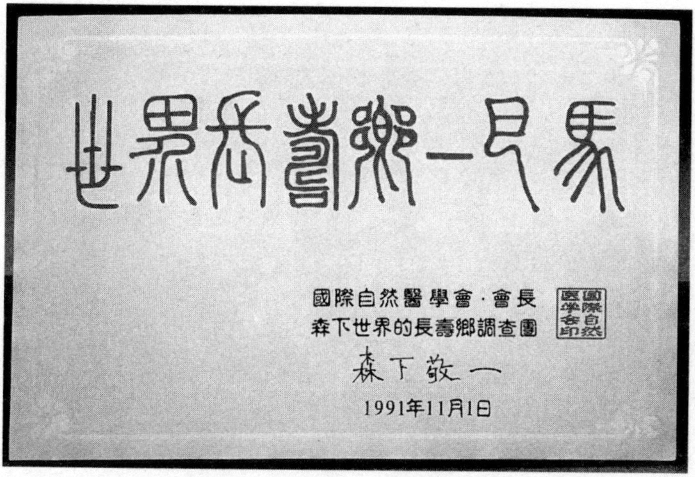

图4　世界长寿乡——巴马

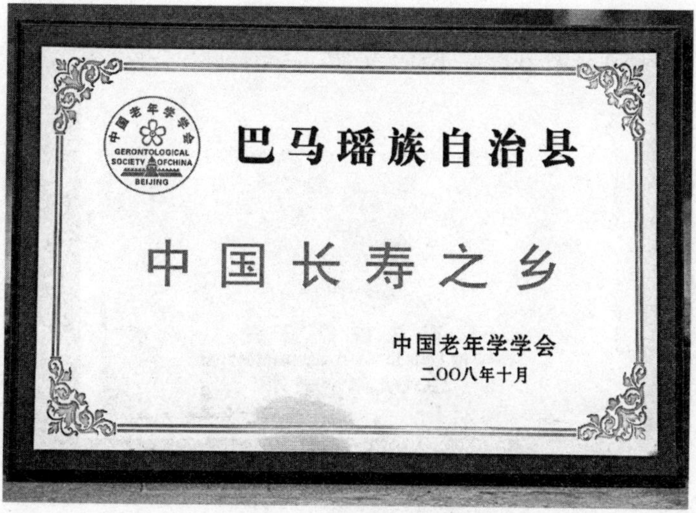

图5　中国长寿之乡

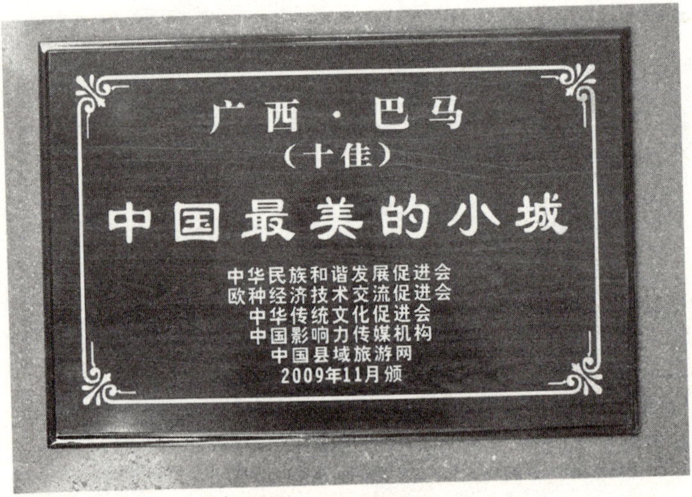
广西·巴马
（十佳）
中国最美的小城
中华民族和谐发展促进会
欧神经济技术交流促进会
中华传统文化促进会
中国影响力传媒机构
中国县域旅游网
2009年11月颁

图6　中国最美的小城

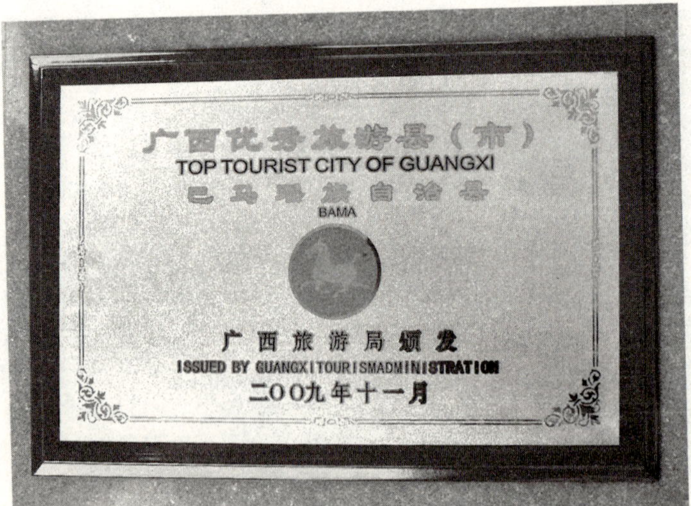
广西优秀旅游县（市）
TOP TOURIST CITY OF GUANGXI
巴马瑶族自治县
BAMA
广西旅游局颁发
ISSUED BY GUANGXITOURISMADMINISTRATION
二〇〇九年十一月

图7　广西优秀旅游县（市）

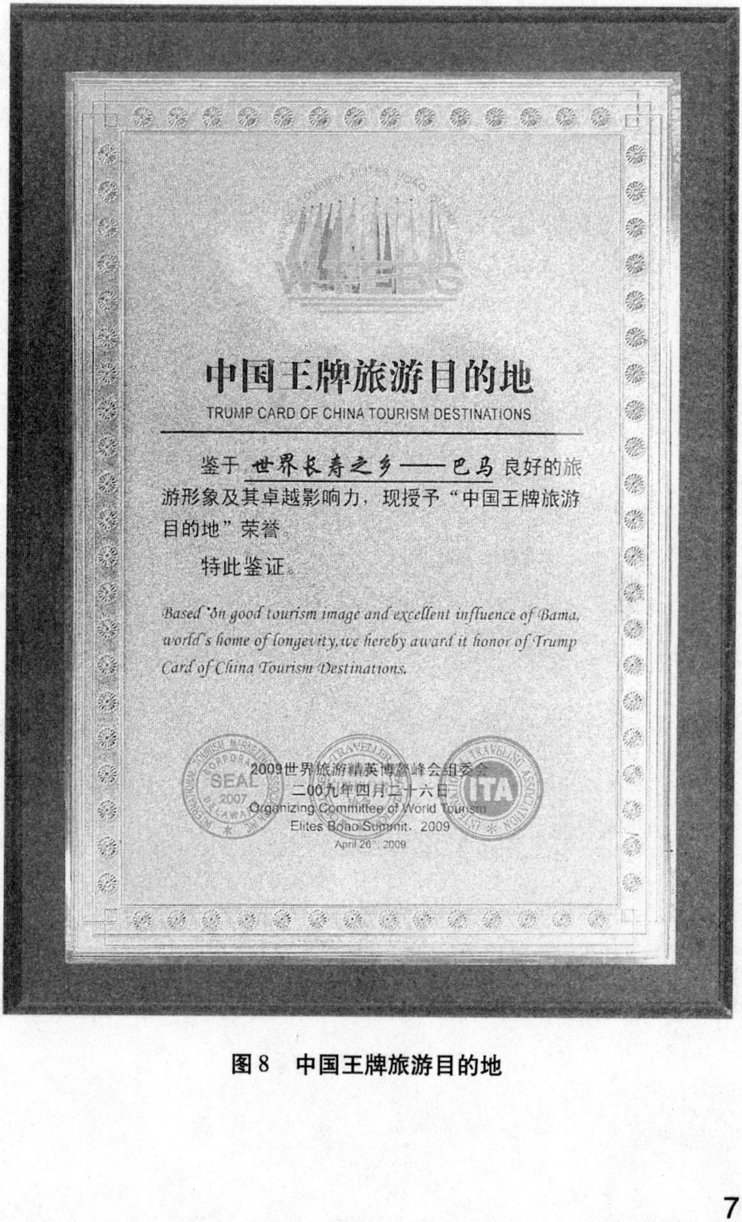

图 8　中国王牌旅游目的地

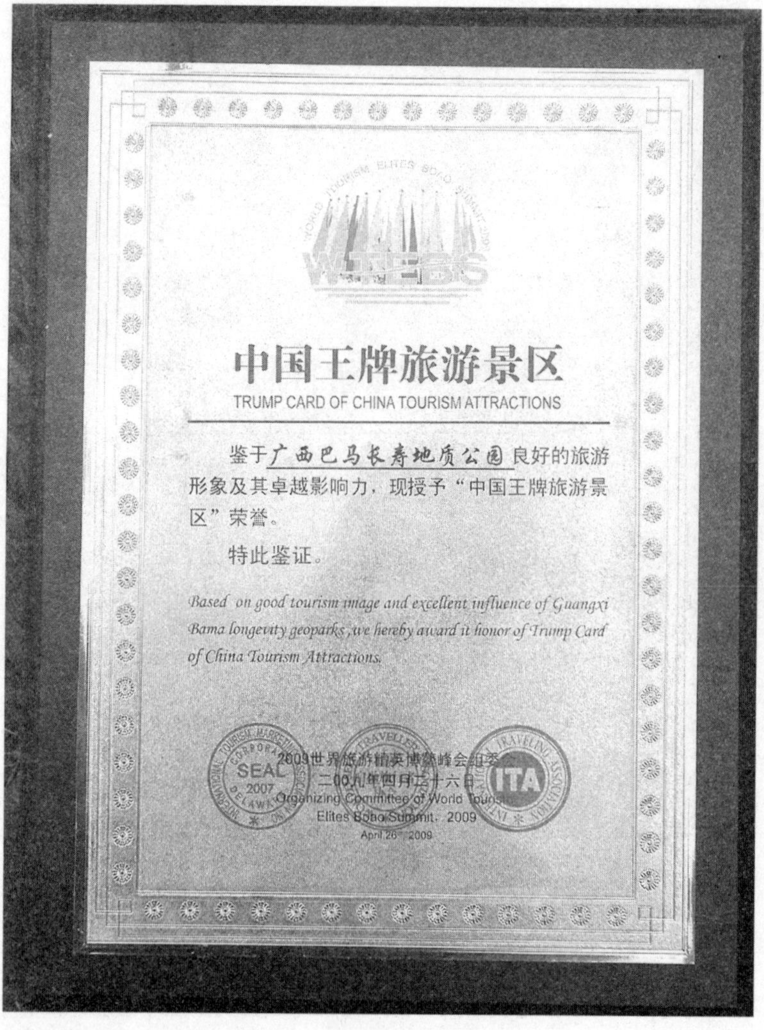
中国王牌旅游景区
TRUMP CARD OF CHINA TOURISM ATTRACTIONS
鉴于广西巴马长寿地质公园良好的旅游形象及其卓越影响力，现授予"中国王牌旅游景区"荣誉。
特此鉴证。
Based on good tourism image and excellent influence of Guangxi Bama longevity geoparks, we hereby award it honor of Trump Card of China Tourism Attractions.
2009世界旅游精英博鳌峰会组委会
二00九年四月二十六日
Organizing Committee of World Tourism Elites Boao Summit, 2009
April 26 2009
SEAL
2007
ITA

图9　中国王牌旅游景区

前　言

人生在世，谁都欲长寿并健康，然而长寿并健康者毕竟只是少数，因此而困惑者不乏其人。长寿并健康是一个极为复杂的工程，它需要科学的技术和方法，编著一本科学合理、简便实用、并且能让人们快速了解巴马长寿养生文化概貌的读物就很有必要，对国家、社会、个人都有益；旨在将“四科”即科学思维方式、科学理念、科学人文精神、科学技术知识等广泛传播至大众，倡导自然医学绿色无创方法防治疾病；总结“三生”即指生命、生存、生活的智慧及经验，探索人类生存方法、积累养生保健经验、延缓衰老、延长生命，突破岁月禁区等方面，提供有益的帮助。

巴马长寿养生科学研究院，立足巴马，以巴马的长寿现象为研究依据，以对长寿养生科学的探索和对长寿养生产品的研发为主要研究方向，旨在推动中国健康产业的发展，为人类的长寿养生做出贡献。本书内容是巴马长寿养生科学研究院专家组成员，几十年来潜心长寿文化的挖掘、整理、展示及研究工作的，巴马长寿养生文化非物质文化遗产的研究成果，也是精心打造的一套巴马长寿养生文化丛书中的一部分，以一种文化的符号，注入到巴马长寿现象的内涵之中，解读并展示了巴马，作为一方秘境的现实和风采。

此书适用于研究长寿文化人员、长寿现象探索者、长寿休闲养生的旅游者、初中及以上文化层次的广大读者。

长寿秘密，探究有益，疾病赶走，长寿享有。用讲故事、说［事实现象］，说明［内涵差异］，引出［追本溯源］，归纳出［长寿因素］，加以科学佐证，［寿斯·寿思］抛砖引玉等的创作方法，轻松、愉快的阅读方式，配有大量的实地实景图片，图解有关享寿探密等，内容涉及长寿的文化背景、巴马的略知一二、优越的生态环境、独特的长寿饮食、和谐的延年氛围、养生的神奇天堂、长寿的密境探索、圣地的传奇见闻、奇特的祈寿民俗、奇异的文化情趣、寿星的各异风采等，书末附有每个月享寿、食尚、神养、行养、形养、病养、备药、特日等通用要点内容以供参考。特点为将长寿文化、民俗旅游文化、抗衰老医学、现代科学读物，有机地结合在一起，满足读者多方位、多层次的阅读需求。编写力求：现象，客观、写实，事实说话；寿思，三言两语，抛砖引玉。

特别需要说明的是，健康长寿是多因素综合作用的结果，著者只是从客观上、原汁原味、原原本本地记录下巴马人瑞的生活空间，和生活方式方法，是寿星们的生活再现，并未加入任何观点和意向；在此基础上，加以科学的分析，如自然环境内容中的水土、气候等的分析数据，全都以科学考证为依据，不加任何评说。也正因为巴马的长寿现象是自古有之，所以书中一些内容，带有旧时传统观念色彩；那都是客观的过程，并非著者的主观臆造，权当仁者见仁，智者见智了。

书中养生的神奇天堂一章中，介绍的多个实例，不好以偏概全，但有一点值得正视，这些外地人，进入巴马小住后，身体健康状况好转，并非借助药物治疗，而只是自然的静养调节，到底是何种因素在起作用？有待多学科的科学家们联合，做深层次的探索与研究，绝对有说服力的谜底，依然没有揭开。

本书数据资料截止于2011年7月1日。

丛书封面及书中图片由黄大优、唐照凡、李少华、蓝振林、梁绍恩、黄渊、韦家宝、何福高、王正登、李佚、梁高、梁兆得、王靖、江山、巴马网、巴马佳讯网等摄影或提供，部分食材由巴马大酒店提供，在此一并致谢！

温馨提示：百岁寿星、长寿老人是人类共有的长寿财富资源，请不要干扰他们宁静安逸的日常生活，不要将你们的爱，变成百岁老人的负担。

著者于巴马

目　录

一 长寿的文化背景

这是一片充满神秘色彩的土地
它拉近了与天堂的距离
这里虽然地处边隅
赏赐你的是生命的奇迹
这里没有都市的繁华与富庶
让你梦中笑醒的是健康的赠予
风情万种的巴马哟
朴实中你创造了美丽
神奇美丽的巴马哟
亘古来你谱写着传奇
走进了巴马
就拥有了难以忘却的记忆
走进了巴马
更拥有天长地久的欢喜

朋友，你来过世界长寿之乡——巴马吗？你见过那些耳不聋、眼不花、背不驼、腰不弯、手脚利落、步履轻盈、谈吐过人的百岁寿星吗？你是否也想知道，这些生在19世纪、活跃在20世纪、又满怀希望地走进21世纪的山里神仙，是怎样走过百年人生坎坷历程？

生老病死乃人类一大自然法则。有史以来，许多人对长生不老梦寐以求，求仙方，觅仙果，炼金丹，结果无一人逃过死亡的劫数。生活物质条件优越的却不如条件差的活的长；有文化知识的却不如低学历的懂人生哲理。不过，总结“三生”即指生命、生存、生活的智慧及经验，探索生存空间，积累养生保健经验，延缓衰老，延长生命，突破岁月禁区，倒是人类一个不错的选择，也十分可行。

古往今来，生命一直是无法轮回的过程，因而长寿便成为人类永恒的话题。长寿是一种文化现象。追求生命的绵长，也就成为每个人的梦想，亦是人类生存智慧的“回归”。人们更注重生命的内涵和张力，愿意让有限的人生当中有无限的可能、无限的精彩。长寿的人是不是就是达到目的了呢？不一定！有些人长寿，但不健康，没达到长寿的目的；长寿可以不是人生的目标，但是健康地活着绝对是值得尝试的。这或许是百岁老人们给我们最好的启迪。

诚然，巴马的长寿现象，并非一朝一夕之事，而是长期的历史演化过程。

巴马人的长寿，自古有之，在这片充满神奇的土地上，蕴藏着怎样的生命奇迹呢？人脉源长，寿泽古今。1973 年，由中国科学院古脊椎动物与古人类研究所等单位组成的野外考察队，在巴马所略乡所圩村弄莫洞发掘出土的更新世中期，距今 73 万年～13 万年“巴马巨猿”牙齿化石，是迄今为止全世界所发现的 8 处巨猿化石地之一，以及后来发掘的新石器时代的坡六遗址、金山遗址等，都说明巴马在远古时代就是适宜人居的地方。

有史料记载，清朝曾有两代皇帝，关注到了桂西长寿带的长寿人文。1810 年，清朝嘉庆皇帝给桂西一位 142 岁的瑶族长寿老年人蓝祥赐诗贺寿，恭称为“陆地神仙”而顶礼膜拜。1898 年，光绪皇帝命广西提督府，给今巴马那桃乡平林村寿民邓诚才，赠送寿匾，题贺词“惟仁者寿”。这些史料说明，桂西一带长寿现象，在古代早已形成，证实巴马的长寿现象古已有名，巴马很早就是长寿之乡。

我们对巴马的长寿文化现象进行总结、提升，也并非尽善尽美，更何况巴马的长寿现象古已有之，历朝历代对百岁人瑞都关爱有加，尤其是当今社会。对长寿现象的文化总结、提炼提升，也就像长寿现象的演化过程一样，纷繁复杂，涉及到方方面面的问题。

构成巴马长寿现象的因素很多，专家的观点众说纷芸，广阔的研究空间，纷繁的科研课题，各种学术观点

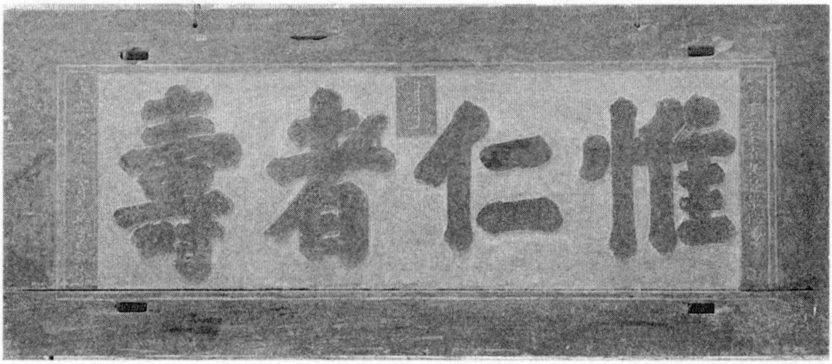

图 1　1898 年钦命广西提督府题赠给巴马长寿老人邓诚才的寿匾

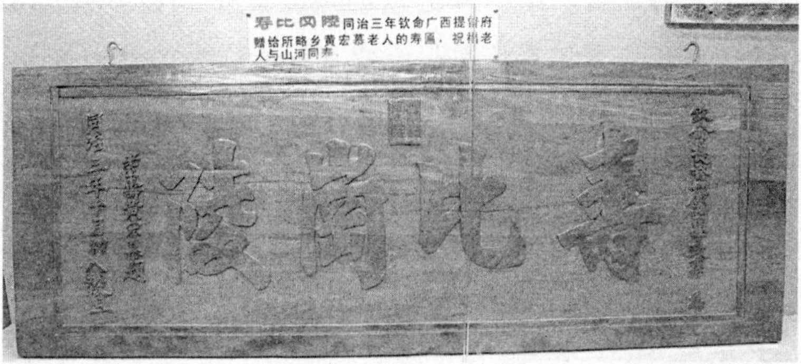

图 2　同治三年钦命广西提督府题赠给巴马长寿老人黄宏慕的寿匾

的争鸣，对揭示巴马的长寿现象，普及健康长寿科学知识，造福人类都是大有裨益的。当然，要能真正地破译长寿密码，还有很长的路要走，还需要生命科学专家们长期不懈的攻关，从现阶段来讲，任何一种有关长寿的理论和学术观点都还不具有绝对的说服力，只能是解题

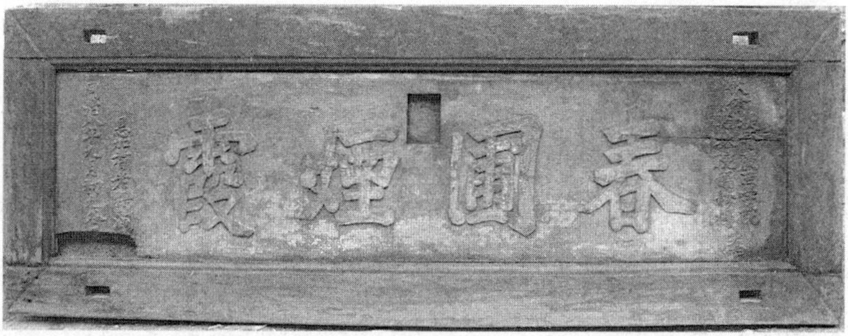

图3 同治八年广西提督府给巴马长寿老人杨润魁赠送的寿匾

路上的一个驿站而已。我们的探索，期望给人们在探索延长生命的过程中，起到一些提示作用。

从秦始皇派徐福漂向东海，带上三千童男童女，去寻找长生不老药开始，到如今差不多二千年了吧！中国的每一位皇帝，几乎都迷失在万岁这个虚幻的梦境里。生命总有如花开花落般的普遍周期，别说是万岁，哪怕只是百岁，也往往成为奢望。然而，在中国巴马的盘阳河流域，人活百岁却像风吹树响一样，寻常而又自然。沿河两岸居住着众多的百岁寿星、长寿老人，他们当中有的还能下地劳作，生活上能完全自理。这种倔强的生命向人们宣示：巴马是怎样一块神奇的地方呦。

巴马隐匿于崇山峻岭中，是一块神奇得近乎神秘的地方，巴马的百岁寿星、长寿老人分布在各个乡村。全县 1971 平方公里的土地上，处处隐匿着陆地神仙的居所。

枕山面水，绿竹掩映，风光旖旎，环境清幽，俨然人间仙境，宛如世外桃源。寿星们藏身其间，过着日出而作，日落而息的躬耕生活。他们看惯了春风秋月、冬雪夏雨，听惯了蝉喧鸟鸣、犬吠鸡啼。云卷云舒带不走他们无邪的童心，花开花落铺就的是满天晚霞红。古往今来，数不清的长寿老年人，在这桃源仙境般的长寿圣地内，演绎着生命的奇迹。在这里，耄耋之年尚不能称老，百岁寿星、长寿老人大都身体健康，神清气爽，精神矍铄，不仅生活完全能自理，有的还像年轻人一样，参加各种力所能及的劳动。长寿并健康是这里与其他世界长寿乡最大的区别。数代同堂，子孝孙贤。和谐的家庭，良好的长寿生态环境，为寿星们创造了一个美好的仙境家园。

如今的巴马是人瑞若仙，浩若繁星，不愧为寿星的摇篮，人瑞的圣地。请你走进长寿村，走进寿星园，走进神仙居住的天堂，一睹巴马百岁寿星、长寿老人的苍态龙颜，你将会得到活神仙真诚的祝福和丰厚的回报。寿星们那无欲的笑容，健壮的身体，无忧无虑的性格，天宽地阔的胸怀以及知足常乐的坦荡，留给人们许多的思考，许多的启示：人活百岁不难，也不易。

新中国成立后，1953 年首次全国人口普查，当时巴马尚未建县，今巴马镇、东山乡、凤凰乡、西山乡等，分属东兰县第 7、8、9 区所辖。据广西公安厅统计，上述

4 个行政区内，就有十几位百岁长寿者，及近百位 90 ~ 99 岁高龄老年人。这一现象，引起国内医学界的关注。1960 年，武汉医学院长寿科研组，首次到巴马及都安县的板升乡，进行长寿课题研究。由于交通不便，很多乡镇没有通车，考察组仅在巴马镇凤凰乡部分村屯展开调查，对当时的考察结果，未作出任何的认定。此次考察揭开了国内研究巴马长寿现象的序幕。

1979 年，因政治运动中断了十几年的长寿科学研究工作得以恢复进行。由国家卫生部牵头，组织北京、上海、湖北、湖南、广东、广西等省区 25 个医学教学科研单位，联合对巴马进行全方位的长寿综合考察。这样大规模对一个地区进行长寿综合考察活动，在国内尚属首次。新华通讯社用多种语言，向世界播发了此次考察活动的信息，引起了国际上的关注，巴马的名声一时间传遍全世界。

1981 年，第 12 届国际老年学会会议，在德国汉堡召开。中国老年医学会将巴马的长寿现象，在大会上进行交流。此次会议承认巴马是中国的长寿县。

1991 年，国际自然医学会会长、世界长寿之乡考察团团长森下敬一医学博士，率领世界长寿乡考察团抵达巴马，实地采访了 29 位超百岁老年人。核准第 4 次全国人口普查中，巴马百岁长寿率为 2.9/万的权威数据。同年 11 月，在日本东京召开的国际自然医学会第 13 届年会上，森下敬一代表世界长寿乡考察团，正式宣布巴马为世界第五个长寿乡。

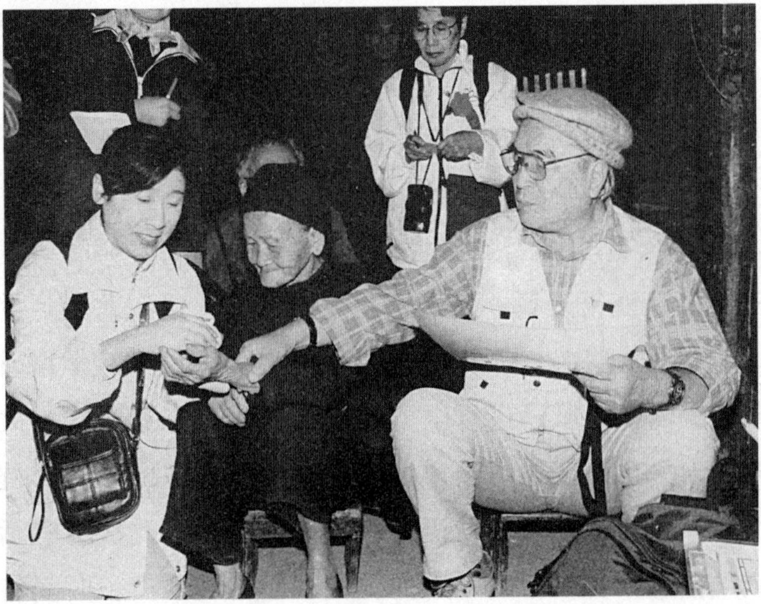

图 4　森下敬一在巴马长寿村考察

此后，森下敬一在他主办的《国际自然医学》杂志上，从 1991 年 12 月至 1993 年，连续 9 期刊登对巴马长寿乡情况调查的报告和研究文章。他称巴马是世界第一级的长寿乡，理由是在不到 2000 平方公里的范围内，仍健在的百岁老人近 80 位，百岁老年人人数，呈递增趋势；更为重要的是，这里的百岁老年人，并不依赖他人的照

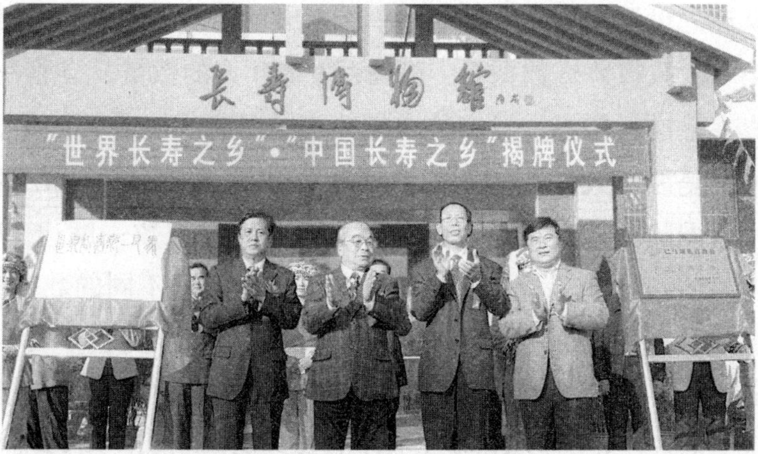

图5　世界长寿之乡、中国长寿之乡双牌落户巴马，2008 年 11 月 8 日在巴马长寿博物馆举行揭牌仪式。揭牌嘉宾：国际自然医学会会长森下敬一（左 2）、中国老年学会常务副会长赵宝华（右 2）、广西河池市市长谢志刚（左 1）、广西河池市巴马瑶族自治县县长蒙建军（右 1）

顾，大多都还能做些力所能及的劳动，有的甚至还像年轻人一样下田耕作。这一点充分区别了巴马长寿乡，与其他长寿乡的不同之处。这里的百岁寿星生命质量，是世界一流的。

2010 年第 6 次全国人口普查数据显示，巴马 25.88 万户籍人口中，90 岁以上的老年人 530 位，其中 100 岁以上的有 81 位，相当于每 1 万人中就有 3.1 个百岁老年人，比率为 31/10 万，居世界 5 个长寿区域之首，比国际认证的世界长寿之乡标准比率，高出了许多。从第 1 次到第 6 次人口普查数据看，巴马百岁老年人的数量，显然一直在呈递增趋势；但这种增长并不是呈直线上升的势头，而是呈波浪式发展。例如，1994 年中国老龄科研中心和广西老龄委调查统计，巴马百岁老年人的人数一度达 79 位，1998 年也是这两家单位调查，又有两组不同的数据，一组是截止 1998 年 1 月 1 日零时，健在的百岁老年人有 61 位，一组是截止 1998 年 5 月 31 日，健在的百岁老年人只有 59 人，原因是从 1 月 1 日至 5 月 31 日止，这段时间有 7 位百岁老年人悄然逝世，又有 5 位 99 岁的老年人跨入百年周岁的行列，90 ~ 99 岁的高龄人数达 820 人。百岁老年人的后备力量充足，在今后也不会失去它世界长寿乡的独特魅力。

巴马长寿带地域辽阔，包括都安、大化、东兰、凤山等周边县的区域。同为典型的喀斯特地形、地貌，居民居住的环境、气候条件、民族分布、生活方式、风俗习惯等，跟巴马寿乡大体一致。据 2000 年第 5 次全国人口普查统计资料显示，巴马长寿带涵盖的这些周边县份的百岁长寿率均在 7/10 万以上，均达到世界卫生组织概定的世界长寿乡的条件，其中巴马的比率最高，凤山县次之。

巴马，已经成为长寿的代名词。1991 年被国际自然医学会认定为世界长寿乡以来，专家学者的考察研究，媒体的宣传报道，游客的观光探密及养生度假，一股长寿文化的清流，便在巴马大地上涌动。世人为什么如此关注巴马？是因为生命是至尊的价值，健康长寿是人的本能欲望，巴马又的确能让不少的外来者，重新树立起生活的信心和希望。

巴马是世界著名的长寿之乡。巴马这块人间“净土”，长期以来“养在深闺人未识”。近年来才倍受人们的青睐和宠爱。越来越多的区内外、国内外的长寿现象探索者、休闲养生的旅游者纷至沓来，或体验、或休闲养生、或考察探索、或休养疗病，人们无不为巴马美丽的盘阳河风光、奇妙的岩溶洞群、众多的长寿老人群体所倾倒。长寿休闲养生旅游逐年升温。据不完全统计，巴马县年接待游客数量，呈逐年猛增势头，仅 2010 年“十一黄金周”就达到 11.87 万人次，2011 年上半年达 85.4 万人。长寿二字已经成为，这块人间“净土”的金字招牌。

巴马盘阳河风光秀丽，气候宜人是出了名的。沿河两岸的村庄宁静而温馨。近几年来，为了开发巴马的养生度假市场，一批长寿山庄、延年山庄、长寿养生屋等农家旅馆，如雨后春笋破土而出，应运而生，形成了一个庞大的养生大世界和度假的乐园。随着巴马长寿之乡知名度的日益提高，全国各地前来巴马养生度假的人络绎不绝。他们寒来暑往，像候鸟一样，随气候变化而往返，人们称之为“候人”现象。这些“候人”绝大多数都是来自大都市的亚健康状态的中老年人，甚至有的身患数十年的顽疾，求医无方，来到巴马住上一段时间后，竟然多种疾病不治自愈，带病而来，病愈而归。说巴马神奇，是外乡人在巴马疗养的亲身感受。他们亲身感受到巴马寿乡环境的神奇，享受到长寿环境带给他们的喜悦，享受到人生真正意义的幸福，和久违了的健康的生活。所以有人说：巴马可能蕴藏着一种能使人重获健康体魄，并延年益寿的神奇力量。而要真正揭开这个神奇的谜底，那就让与之相关的方方面面学科的研究者们，去探索，去研究，作出结论吧！

长寿是巴马的超级品牌。几十年来，中外生命科学家把研究长寿的目光，聚焦于巴马，是因为这里是寿星云集的殿堂，是秘境型的长寿圣地。

巴马这片孕育众多寿星的土地，到底蕴藏怎样神奇的因素？国内外生命科学家，经过几十年的探索与研究，得出结论：长寿没有固定模式，因人而异，但也有相同的因素，如生态环境优越，饮食接近自然，坚持体力劳动，睡眠充足良好，性格开朗乐观、社会环境和谐、遗传优势、有使自己更长寿、更健康的意志等。用中国传统医学认为的“天人合一”的观点来解释，巴马寿星之所以生命有序、恒久不衰，得益于天、地、人合一，人与自然和谐相依。

二　巴马的略知一二

［事实现象］**地理环境。**

巴马瑶族自治县，位于东经106°51′～107°23′，北纬23°51′～24°23′，广西壮族自治区西北部河池地区，东临大化瑶族自治县，西邻百色市、凌云县、右江区，南与平果、田东、田阳县接壤，北与东兰、凤山两县交界。

［内涵差异］巴马石山地占30%，土山地占69%，水面占1%。

［追本溯源］巴马地处云贵高原向桂中平原过渡的斜坡地带，地势西高东低，海拔高度174～1216米，大多在500～800米。

［事实现象］**气候条件。**

巴马年均日照总时数1531.3小时，年均气温18.8℃～20.8℃，全年无霜期338天，年均降雨量1578mm，相对湿度79%。

巴马境内四季长短不一，冬短夏长，春秋二季相似，具有冬暖夏凉、冬春干燥、夏季温润、冬无严寒，夏无酷暑、气候凉爽宜人等的气候特征。

春季，冷暖空气活动频繁，气温变化大，幅度在4℃～25℃；立夏前后，进入夏季，最热的7月份平均气温为27.4℃；寒露前后，进入秋季，日平均气温小于21℃，湿度小，日照充足；冬至为冬季的开始，是全年最短的季节，等于或小于0℃的最低气温，平均每年3天。

［内涵差异］巴马一年到头都是旅游的黄金季节。该地区经常有雷雨天气，这里空气中负氧离子含量丰富。根据专家仪器检测，空气中负氧离子含量，最高达2万个/cm^3以上，比一般内陆城市高出几十倍。

［追本溯源］巴马地处热带和亚热带的地理分界线，也是高原气候与海洋气候的交汇区，属南亚热带至中亚热带季风气候区。独特的地理、地质条件，造就了巴马得天独厚的小气候区。

［事实现象］**机构建制。**

巴马县现辖燕洞、所略、甲篆、那社、西山、东山、凤凰、百林、那桃等9个乡、巴马1个镇、103个行政村、4个社区。

总人口为25万人，是一个多民族聚居的少数民族自治县，境内居住着壮、瑶、汉等12个民族，壮族、瑶族、汉族分别占69.40%、16.83%、13.64%。

［内涵差异］巴马全县总面积1971平方公里。

［追本溯源］1949年12月1日，万冈解放，成立县人民政府。1951年8月，撤销万冈县制，其区、乡分别拨入凤山、东兰、田东、田阳等县。1956年2月6日，成立巴马瑶族自治县，疆域以旧万冈县地为主，属桂西壮族自治区百色地区。1965年8月1日，改属河池专区；1971年为河池地区。

［事实现象］**基础设施、配套设施。**

巴马县城距南昆铁路、田阳机场和南百高速公路70公里。可从田阳、田东、大化3条线路，通往首府南宁。境内部分乡村，是广西岩滩电站主要库区之一，水路从县城沿库区水面，可达岩滩水电站。

基础设施建设发展迅速，水、电、路、通信、文化娱乐等城市服务功能日趋完善，银行、保险、商业、学校、医院、广播电视、电脑网络等配套设施齐全。

［内涵差异］巴马县城位于国道323线和省道322线的交汇处，是桂西北通往桂东南沿海地区和大西南地区的咽喉要地。

［追本溯源］作为国家西部大开发地区的一部分，巴马在享受国家特殊扶持政策的同时，已经出台一系列有自治县特色的、更加宽松的适应西部开发的投资优惠政

策，热忱欢迎国内外各界人士前来投资兴业、旅游观光、休闲度假。

［事实现象］**巴马是革命老区，具有优秀的革命传统。**

［内涵差异］据资料统计，从1923～1949年，巴马在历次革命斗争中，共牺牲1251人，被追认为烈士885人。按1949年户口人口统计，平均每7户就有1人为革命牺牲，每9户就有1位烈士。

［追本溯源］巴马是百色起义的发祥地，是邓小平、张云逸和韦拔群等老一辈无产阶级革命家，生活和战斗过的地方，是右江革命根据地的主要组成部分和腹地，在中国革命史上曾留下辉煌而厚重的一笔。

从20世纪20年代开始，巴马各族人民，在中国共产党的领导下，开展了如火如荼的革命斗争，为中国革命的胜利，作出了重大的牺牲和贡献。

［事实现象］**巴马是举世闻名的“世界长寿之乡”。**

在巴马，80岁的老人还在田中愉快地耕作，奉养家中更老的老人；随处可见的90岁以上老人闲居家中，怡然自得……

［内涵差异］据第2次到第5次全国人口普查，巴马100岁以上寿星占人口的比例之高和拥有最高寿者，都居

世界5个长寿区之首。

1960年秋，武汉医学院长寿科学研究所专家，根据广西卫生厅和公安厅提供的线索，首次到巴马作长寿考察，巴马的长寿现象引起了国内专家关注。

经过多次深入实地考察认证，1991年11月1日，国际自然医学会会长、日本长寿专家森下敬一博士，在东京召开的国际自然医学会第13次年会，宣布巴马为世界第5个长寿之乡，即指第5个被发现。

2003年国际自然医学会，成功举办了巴马首届国际长寿学术研讨会，历经12年的观察和反复考察之后，同年11月授予巴马“世界长寿之乡”认定书，这是国际自然医学会唯一颁发的一份世界长寿之乡认定书。

森下敬一博士称“巴马是人间遗落的一块净土”。长寿探密，已成为巴马吸引世人眼光的焦点。

［追本溯源］巴马人的长寿现象源远流长。

［事实现象］**巴马是广西的旅游名乡。**

寿乡探秘游，已列为广西十大旅游精品之一。

除长寿资源外，巴马的生态旅游资源丰富而独特，这里峰峦丛立、林木葱郁、溶洞幽深，溶蚀洼地和陷坑相间分布，境内有被英、美岩洞探险专家称为“天下第一洞”的百魔洞，“长寿水晶宫”和洞天水府“水上芦笛岩”百鸟岩为代表的岩溶洞群体及天坑群，有逶迤绚丽的盘阳河风光和赐福库区千岛湖风光，如诗如画龙洪田园风光、弄友原始森林、巧夺天工的弄友八卦图、那社命字河、震撼人心的好龙天坑群、交乐天坑等景点。

另外，红色旅游资源极其丰富，是国家规划实施的“百色风雷，两江红旗”红色旅游线路的重要组成部分，境内有红七军21师师部旧址、百色起义领导人之一韦拔群（1893～1932年）牺牲地香涮洞等一批著名的旅游景点。小平足迹游成为巴马发展旅游业的又一重点和看点。

［内涵差异］莽莽苍苍的都阳山脉南麓，峰峦叠嶂，山岭绵延，蔚为壮观。巴马就隐栖在这片云遮雾罩的大山深处，俨然一个拥有修长体态、瀑布般长发的女神醉卧水边，枕着悠悠盘阳河，做着她的美梦。两岸青山如黛，苍梧翠竹，绿影幽幽。

到巴马，感受长寿圣地；访寿星，体会百岁人生；赏盘阳河，静享两岸山水秀美风光。巴马自然资源丰富，山水风光神奇独秀，是养生的天堂。每年有50多万中外“候人”到巴马养生度假，成为中国独特的养生旅游风景线。

巴马山青、水秀、洞奇、物美、民淳、人寿，山与水相依、洞与水相连，让人流连忘返。

巴马物产珍奇，香猪、火麻、油鱼、茶油、矿泉水等名闻海内外。

［追本溯源］大自然鬼斧神工造就了巴马奇观。

巴马具有独特的长寿资源、生态资源、红色旅游资源。

［事实现象］**巴马是“中国香猪之乡”。**

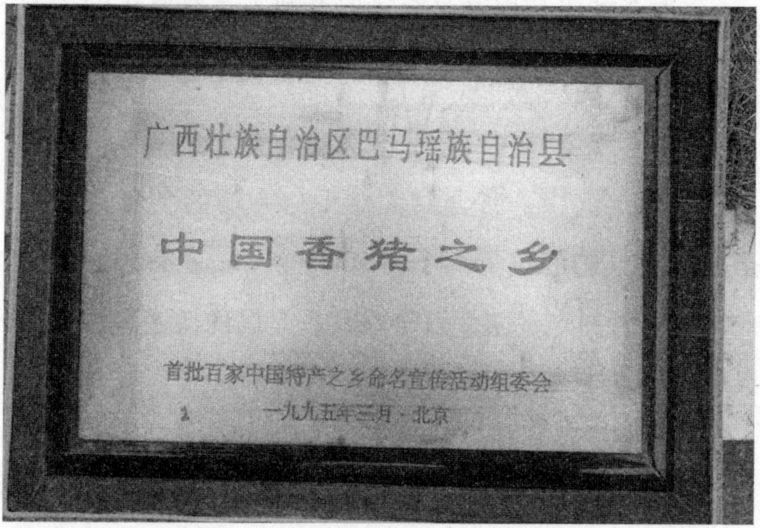

图6 中国香猪之乡

1995年3月，巴马被国家农业部特产经济专业委员会命名为“中国香猪之乡”。2000年，巴马香猪被列入《国家级畜禽品种资源保护名录》。2001年度列入国家种质资源保护计划。2002年6月11日，广西壮族自治区质量技术监督局发布了《巴马香猪》地方标准。2005年10

月，巴马香猪产品获得首批国家地理标志产品保护品种。2006年1月，巴马香猪证明商标成功注册。

［内涵差异］巴马香猪个小体圆，皮薄肉细，胴体精瘦，肌肉鲜红，肌纤维细嫩，脂肪营养丰富，素有“一家煮肉四邻香、七里之遥闻其味”的美称。

［追本溯源］巴马是香猪原产地，具有悠久的饲养历史，早在宋朝就已作为贡品进贡皇室。

［事实现象］**巴马是一个天然的大“氧吧”。**

巴马空气中，富含对人体十分有益的负氧离子，一般地方空气中的负氧离子为5000个/cm^3左右，盘阳河谷和一些长寿村屯超过2万个/cm^3，是国内普通大中城市的几十倍甚至上百倍。

［内涵差异］使巴马人长寿的因素肯定是多方面的，然而，环境空气负氧离子长期维持在相当高的浓度，无疑是极其重要的因素之一。

［追本溯源］巴马位于东南热带暖湿气流，与北部干冷气流相交汇的锋面上，雷雨天气较多，且多夜雨。由于雷电及夜雨的频率增加，有助于通过放电的作用，提高大气中的负氧离子浓度；另外，巴马山区海拔较高，植被好，大气中极少有害化学尘埃污染，所以负氧离子的浓度高且寿命长。

［事实现象］**巴马是少数民族聚居区。**

巴马境内居住着瑶、壮、仫佬、毛南等 11 个少数民族同胞，民俗民风淳朴，瑶族文化艺术十分丰富多彩，素有“有瑶无处不有鼓、有鼓无处不有舞”的说法。来到巴马，你还能看到蓝靛瑶抛绣球，土瑶射弩、打陀螺等古朴的风俗。

［内涵差异］祝著节，家家杀猪宰羊、蒸五色糯饭，男女老少身着盛装，群集庆祝，唱祝酒歌把盏传情，跳铜鼓舞欢庆丰收，韵味浓烈。

三月三歌节，青年男女带五色饭和红绿鸡蛋，成群结对赶歌圩。

［追本溯源］巴马有番瑶祝著节，壮族三月三歌节等。

［事实现象］**巴马处在一条大型地质断裂带上。**

以地理概念讲，巴马处在中亚热带和南亚热带的过渡区。盘阳河自西北向东南流贯全境，河的北面是石山地区，出露二迭纪为主的碳化层；河的南面是丘陵红壤土地区，出露以三迭纪为主的砂通岩地层。

［内涵差异］河池有 5 条较大的断裂带：四堡断裂，南至罗城仫佬族自治县宝坛、四堡，向北延入贵州；平垌岭断裂，南起罗城县至三江县延入湖南；田林巴马断

裂带，经巴马瑶族自治县至马山县；南丹昆仑关断裂带，经南丹县、都安瑶族自治县；宜山柳城断裂带，经金城江区，宜州市至柳城县。

此外，河池市境内还有大量小断裂带。河池城区金城江公园所在的山体，便是最为典型的断裂所形成的景观，整个山体从中间断开，其中的一半山体下沉至另一半的山腰处。

［追本溯源］断裂带是地球表层结构的特征。

三　优越的生态环境

［事实现象］**寿从甘泉水中来。**

巴马位于广西盆地与云贵高原之间的斜坡地带，地势为西北部高，东南部低，海拔高度在220～1200米；西北部石山区系高峰丛深洼地喀斯特地貌，东南部为土坡区的中低山丘陵地貌。其间沟壑纵横，溪流密布，无山不涌泉，水资源比较丰富。80%的当地居民生活饮用水，取自山泉水和矿泉水（见附表），20%的居民饮用集雨井水。

附表：国家生活饮用水卫生标准与巴马居民生活饮用水水质特征对比

检测项目	国家生活饮用水卫生标准	巴马居民生活饮用水水质特征
病原微生物	不得检出	无有毒有害物质，零污染
pH	6.5≤pH≤8.5	7.6～8.5
硬度以 $CaCO_3$ 计（mg/升）	≤450	176
耗氧量（mg/升）	≤3	0.49
总矿化度（mg/升）	≤1000	163～387
参照WHO 2003年版 放射性（Bq/升）总α	0.5	<0.002
总β	1	<0.012

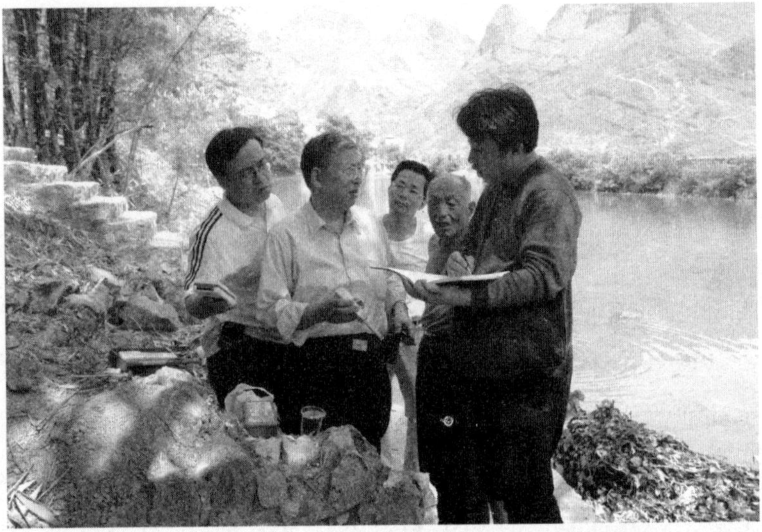

图 7　中科院上海技术物理研究所姚鼎山教授在巴马进行水质检测

［内涵差异］如何鉴别生活饮用水质量的优劣？我们不妨先了解国家公布的生活饮用水卫生要求。

我国政府一向十分关心和重视饮用水卫生工作，1956～2006 年，先后 5 次发布饮用水质量标准，规定对微生物指标、化学指标、毒理指标、放射性指标、感官性状指标等，总共 106 项进行检测。这些措施，极大地提高了国民的健康水平，为居民能喝上符合卫生标准的饮用水，提供了法律保障。这些饮用水卫生标准的各项指标中，很多是老百姓看也看不懂的理化指标，在此恕不一一列出，只是概要综述为：水中不得有病原微生物，水中化学物质不能危害人体健康，水中放射性物质不能危害人体健康，水的感官性状良好，水应该经过消毒处理，水中化学、毒理、放射性等含量指标不得超出国家规定的限值指标。

巴马优质的天然活性水，除了达到国家饮用水卫生标准外，还富含人体必需的诸多矿物成分，有益的矿物质可以补充人体微量元素，活化人体机能，具有持久的活性，溶解力、渗透力强，快速进出人体细胞，及时给细胞输进新鲜营养，使肌肤润泽，提高人体的免疫力，帮助人体快速排出、排尽体内废物及毒素，从细胞带出废物，清除人体自由基，防止细胞衰老，增强活力，从而祛病健体，使人健康长寿。

巴马优质的天然活性水，让无数到巴马养生的外来客，感受到了巴马水的神奇，并称之为“神仙水”。从全国各地来疗养的人都说：感冒、干咳、便秘、腹泻等病症，足量饮用巴马山泉水 2 天后，即见显著疗效，机体恢复活力；血脂高、血压高、血糖高、尿酸高、痛风、结石，乃至肿瘤、结核、疑难杂症等，长期饮用巴马山泉水，均有一定效果。

巴马能让这些外来客人重获健康，因素自然是多方面的，但水质无疑是其中主要的因素。人们如果要问巴马为何有如此众多的长寿老人，问道于水即可知一二了。

曾两次获得诺贝尔奖的莱纳斯·鲍林博士指出："人类所有疾病均可源自矿物质的缺乏。"世界水文化研究会会长李复兴说："现在全中国好的水资源越来越少，但是我国发现在广西巴马瑶族自治县至今还保留着无污染、无退化、充满生命活力、含有人体所需纯天然多种多样矿物元素的原生态健康水。"国家地质实验测试中心，测出巴马水中包含有30种能作定量分析的矿物元素。这就能说明巴马天然活性水是高质量的生活饮用水。饮之能使人健康且长寿，自是情理之中了。

像巴马一样拥有好的阳光、空气、地磁场的地方不少，但拥有巴马如此好的水质的地方却极少。来到巴马的外乡人，啜着甘甜的泉水，置身于绿水青山之间，都油然感叹造化之慷慨、天地之神奇。

［追本溯源］水是生命之源，一切生命体都离不开水。人体70%的物质成分是水，维系着人类的繁衍和健康。世界卫生组织认定，人类所患的疾病大多数是从水里得来的。所以说，饮用水水质量优劣，可以在一定程度上决定人类生命质量的高低和寿命之长短。巴马长寿现象与水不无关系。巴马人祖祖辈辈，都在享用上苍恩赐给他们的健康水得以长寿；是水的独特品质，造就了巴马这个长寿乡。研究生活饮用水质量即是长寿学研究的重要课题之一。

几十年来，国内外长寿学研究的专家学者，对巴马长寿现象进行了一系列的研究，在林林总总的观点中，核心问题主要是环境对人体健康的影响，比较一致的观点是水的质量对长寿的影响最大。巴马长寿老人多，百岁长寿率高居世界之首，主要得益于巴马独特地质结构条件下孕育的盘阳河水系。

由于远古喜马拉雅造山运动，形成一条又长又深的断裂带，巴马正处于一条大型地质断裂带上；由于火山爆发，岩浆上涌，使断裂带充填了钙、镁、锌等有益人体健康的天然矿物质和强地磁。巴马山泉水长年不断自然涌出，必然有补充水。它的补充水从地势很高的原生态无污染的地方，进入地下，入地前吸收阳光，入地后在断裂带中，乐处低位，在地下深层深、长、黑的环境中，远距离长时间缓缓运移，在矿物岩层中渗透过滤，被天然净化、矿化、磁化，历时数千年，在巴马原生态无污染的山区涌出，形成天然磁化弱碱性矿泉水，清澈透明，无致病菌，无沉淀物，无漂浮物，口感甘甜、清爽，可以畅快生饮，千百年历史证明安全性高，常饮健康长寿。

［长寿因素］高品质的水。

［寿斯·寿思］注意不同地域的水分中含有不同的微量元素及化合物质，有些可以治病，但有些可以致病。

每天足量喝水，但又不能喝的太多，避免水“中毒”。人尽管需要水，若喝得不是时候，喝的方法不对，也会得病。

［事实现象］**居高气寿人难老。**

几乎到过巴马的人，都普遍有这样的感觉：呼吸顺畅，心旷神怡，容易入睡，人不觉得乏力等。为了揭开这个奥秘，科学家们用先进的仪器设备，来检测空气负氧离子的含量，果然发现，巴马乡村的空气中负氧离子的含量均在 4500 个/cm^3 以上，盘阳河畔一带保持在 1 万个/cm^3 上下，盘阳河沿岸及西部的山林中，空气中负氧离子的含量均在 1～3 万个/cm^3，最高的是百魔洞和水晶宫，含量高达 7 万～9 万个/cm^3。

国家国土资源部桂林岩溶研究所朱其光教授，在大量检测巴马空气质量之后，所作的结论有这么一段话：“巴马长寿乡环境空气负氧离子浓度高是预料中的事，但其浓度高达 3 万个/cm^3 是出乎意料的。大量科学实验证明，空气负氧离子是人类和动物赖以生存所必不可少的，是对人类健康长寿十分有益的一大要素。”

［内涵差异］使巴马人长寿的因素是多种多样的，然而，环境空气负氧离子长期维持在相当高度的浓度，是巴马人健康长寿的极其重要的因素之一。

巴马位于东南热带暖湿气流，与北部干冷气湿相交汇的锋面上，雷雨天气较多，且多夜雨。雷电频率增加，有助于通过放电的作用，提高大气中的负氧离子浓度；另一方面，由于巴马山区海拔较高，植被好，大气中极少有害化学尘埃污染，在山谷、林地、瀑布附近，负氧离子的浓度很高且寿命时间长。负氧离子浓度高，是巴马长寿乡大气环境的重要特征之一。夜雨频率增加，使夜晚气温迅速下降，给人们提供一个有利于夜间休息和体力恢复的良好气候环境。

负氧离子可以吸附、中和被污染的空气中带正电的悬浮微粒——工厂废气、烟雾等有害物质，使其落地成埃，洁净空气。空气负氧离子有利人体健康毋庸置疑，并有“空气维生素”“大气长寿素”等美称。它对一些疾病的辅助治疗和康复作用，是负氧离子对人体各系统直接生理影响的结果。

对呼吸系统的影响。消灭空气中的过敏源，有效地预防、治疗过敏性鼻炎、哮喘等疾病，改善肺部换气功能，促进气管纤毛颤动，通过生化反应，消除呼吸道炎症，缓解支气管哮喘，止咳、祛痰等。

对循环系统的影响。促进组织、细胞生物氧化、还原过程，扩张血管，改善心肌功能，增强心肌营养，降低血压，对高血压、冠心病、心脏血管硬化等有一定的疗效。

对神经系统的影响。调节中枢神经兴奋、抑制功能，缩短感觉时值与运动时值，改善神经功能，治疗胃肠功能紊乱、痉挛性便秘，对神经衰弱等亦有良好的效果。

此外，负氧离子吸入人体后，随血流输入全身组织细胞，调节大脑皮层功能，镇静，恢复疲劳；使氧自由基无毒化；维持人体体液酸碱平衡，促进机体代谢生长和废物排泄，延缓发育细胞衰老；提高免疫力，给人体延迟衰老，提供了良好的内在环境。

[追本溯源] 中国传统医学四大经典著作之一《黄帝内经》载：“一州之气，生死寿夭不同，地势使然也，高者其气寿。”用现代科学知识解释生死寿夭指的是，负氧离子在空气中存活时间的长短，地势高的地方，负氧离子存活的时间长，浓度含量高，空气质量好。当今，人类驾驭科技的能力已有很大的提高，空气的质量可通过先进的仪器设备，检测出负氧离子浓度的多少来判断，在古代，只能是通过呼吸器官来感受。

[长寿因素] 空气质量好。

[寿斯·寿思] 自然界中纯天然负氧离子浓度高，不是人工制造出的。

[事实现象] **大地母亲育儿寿。**

地处僻壤的巴马，交通不便，信息闭塞，从物质条件上讲，是全国有名的特困县。农耕式的生活方式，一直还在大山深处延续着。外国人口专家曾断言："广西巴马这样的石山区，根本不适合人类生存。"然而，发出此言的人，怎么也不会想到，生命的奇迹，偏偏就在这个他认为不能住人的环境里创造；在云遮雾罩的大山里，生命的年轮可以改写，生命的质量可以提升，处处蕴藏着养生育寿的宝箓，以至于可以屡屡突破岁月的禁区，实现人类共同追求的目标——长寿。

为了探索巴马长寿的奥秘，国际自然医学会及国内几十家科研机构，到巴马进行综合考察。对巴马的水、土进行微量元素含量的检测，结果发现巴马土壤中，锰、锌元素的含量明显高于非长寿地区的对照组，而铜、镉含量低；对长寿老年人的头发检测，锰含量也比广州、武汉、日本东京等地的普通人高出 10 倍，日本人的毛发锰含量是 2.2 ±0.8mg/kg，巴马长寿老年人的毛发锰含量是 22.4mg/kg。巴马水土中锌含量也是比较高的，高达 19 ~524mg/kg。在长寿区的主要食物中，微量元素硒的含量也比较高。

［内涵差异］锰是目前对人体有特殊生理功能的 14 种必需微量元素之一，是生物体内最重要的生命元素。参与了体内多种金属酶的合成，如赖氨酸酶、丙酮酸羟

化酶、超氧化物歧化酶；并在细胞和组织中，尤其是对脑细胞和组织中氧化还原和磷酸化过程中起重要作用；参与合成及激活的多种酶，与脑代谢密切相关；还和其他离子一同，参与中枢神经系统内神经介质的传递，是维持脑功能必不可少的微量元素。

世界卫生组织认为，锰元素对心血管有保护作用，是人体多种酶的激活剂，对血糖、血脂、血压均有影响；摄入适量的锰，有助于提高超氧化物歧化酶消除自由基的功能，起到延年益寿的作用。

当然不是说锰的摄入越多越好，摄入过量时可以引起毒性作用。锰的摄入量成人每日2.5～5.0mg为安全剂量。经过计算，巴马人每日能从食物摄取的锰含量为2.7mg左右，属于安全、适度范围。

科学研究得知，高锰低铜的土壤分布，与心血管发病率，呈负相关；而与长寿老人的密度，呈正相关。

锌是维持机体正常代谢所必需的元素，被称为“生命之花”，能提高人体免疫力。这些锰、锌元素在土壤、水分的物质循环和交换过程中，被农作物吸收和富集，而后又以食物的形成，以一定的食量组合，被人体吸收而产生作用。

锰、锌、硒被长寿学专家称为抗衰老元素。巴马的水、土中丰富的矿物质，正是巴马人健康长寿的物质保障。上帝在安排巴马人尝尽生活艰苦的同时，也把长寿的灵药赐给了巴马，所以说上帝是公平的，有所失必有所得。

[追本溯源]《本草纲目》："人赖水土以养生，可不慎所择乎。"人们都把大地比作母亲，足见土地对人的生命的哺育和涵养，是多么的重要。巴马的长寿现象，与地质因素不无关系。高峰丛深洼地地貌，造就了一个山高、坡陡、沟深的封闭环境，纯净的碳酸盐岩，巨厚层块状的二迭系灰岩，石山广布的锰铁矿化和丰富的地下水源等，客观上为这里的人们，提供了先天的育寿功能的物质基础。

国际自然医学会的研究表明，巴马地区的土壤、山泉水源中富含锌、硒等 10 多种对人体有益的微量元素，这些微量元素从土壤中进入各种食物，再进入人体，它们对人类的正常发育和健康长寿起着重要作用。

巴马人居住的房屋，多是木制结构或以土壤夯制而成，富含微量元素的土壤，能够长年累月地释放对人体有益的物质，使吸收这些"自然能"的人们，在不知不觉中延年益寿。

[长寿因素] 富含抗衰老元素的土壤。

[寿斯·寿思] 巴马人的生活水平普遍偏低，但是生活质量却是最高的。巴马已不再是贫穷的象征。它给世

人更多的是对健康长寿的向往和对宁静闲适生活的留恋。

［事实现象］**阳光和煦寿自长。**

巴马年均日照总时数1531.3小时。

［内涵差异］远红外线丰富。

［追本溯源］巴马一年中日照时间长，使得光波中波长最长、穿透力最弱的远红外线，极易投射到大地上。波长在4～14μm的远红外线具有活化水、活化人体细胞组织、改善微循环、镇痛、消炎、消肿、增强新陈代谢、提高机体免疫力等功能，是保障人体健康长寿的要素之一。

［长寿因素］远红外线丰富。

［寿斯·寿思］植物有趋光性，人也一样，地下室不适合“贮藏”人，人要做“向日葵”。

［事实现象］**天人合一，长寿有道。**

巴马是一个具有天然大磁场的地区。中国科学院上海物理研究所姚鼎山教授检测到，巴马的地磁强度为0.4～0.5高斯，个别地方达到0.9高斯。

［内涵差异］人体若能保持“磁平衡状态”，就能促进人体代谢，提高人体免疫力。经研究表明，目前巴马原生态地磁未被干扰，地磁作用为全国最佳，巴马人之所以能健康长寿，关键在于正负电荷在人体内，能及时

“出入”。

［追本溯源］地磁条件对人健康长寿现象的影响，对人的健康带来的益处：

1. 镇静与改善睡眠。磁场强度的高低，对中枢神经影响会有所不同，作用于大脑皮层的两个功能也不一样。磁场强度低，兴奋性高；磁场强度高，兴奋性降低，呈现抑制状态，表现为睡眠现象。由此可见，一定的磁场强度，能改善睡眠，延长睡眠时间，增加睡眠深度。外地人到巴马疗养，普遍认为睡得很香甜，原因之一就是，巴马地磁环境影响人的大脑皮层而产生的抑制状态。

2. 消炎。对风湿性关节炎、支气管炎、肩周炎等一般性炎症，对急性、非急性浅表性炎症，对局部感染性皮炎，都有一定的消炎作用。

3. 消肿。对由于水分淤积在软组织内形成的水性肿胀，及血性肿胀，都有一定的消肿作用。

4. 防止动脉硬化和血栓。磁场促进营养物质与氧的供应，主要是通过改善人体血液循环，尤其是微循环来实现的。在磁场的作用下，降低血液黏度，降低血脂，延缓和减少动脉硬化的发生，防止血栓的形成。

5. 止泻。由于磁场有消炎作用，所以对肠炎引起的腹泻，有一定的疗效。促进肠内水分的吸收与运行，降低毛细血管的通透性，减少水分从血管渗出，肠内容物在肠内停留时间延长，有利于肠内容物中水分的吸收，而产生止泻效果。

6. 延缓衰老。随着年龄的增长，内脏器官的功能逐渐减退，皮肤出现干燥，弹性减弱，出现皱纹。人的衰老是自然发展的规律，延缓衰老、延年益寿是人们的理想追求。蛋白质是构成人体的基本物质，生命的老化，也就是蛋白质的老化，而磁场能有效地防止蛋白质老化，进而延缓衰老的速度；此外，人过早衰老的原因，还与体内氧自由基积存过多，破坏细胞及其功能有关。合适的磁场能提高酶的活性，也就提高了消除自由基的能力，使细胞及其功能免遭破坏，从而延续细胞的生命活力，达到延缓衰老的作用。

7. 改善水质。使水活化，改善人体新陈代谢，调节人体的离子平衡，预防疾病保持健康。

8. 促使空气中正负离子的分离。使负氧离子源源不断产生，从而始终保持能达到治疗效果的高浓度含量。

［长寿因素］地磁强度适宜。

［寿斯·寿思］注重地球磁场的影响和地磁方位对人的作用。应该注意的是强烈的磁场可以治病，也可以致病，甚至引起头晕、嗜睡或神经衰弱。

［事实现象］**黄金分割相吻合。**

巴马海拔高度174～1216米。盘阳河将巴马一分为二，北面是石灰岩喀斯特地貌，南面是砂岩丘陵土坡。环境清幽，四季常绿，雨热同季，冬暖夏凉，年平均气温22℃。巴马地理位置正好处于我国南部热带暖湿气流，与北部干冷气流相交汇的锋面上，属南亚热带季风气候区，年平均降雨量1578mm，年平均日照1531小时，气温、气湿调节合理，宜人宜物。雷雨天气较多，一方面有助于通过放电作用，提高空气离子化，使大气的负氧离子浓度增多；另一方面，又能使空气湿度，保持相对平衡。

巴马温、湿度处于黄金分割的切点上；年平均气温22℃，与人正常体温36～37℃和0.618的乘积等于22.2～22.8℃相吻合。

据巴马县气象部门，天气观测资料显示，巴马地区的空气湿度为55%～70%，取平均值为62.5%，比值0.625，与黄金分割0.618也很近似，空气湿度符合黄金分割的切点，是人体适应程度的最佳值，非常有利于人的健康长寿。

[内涵差异] 医学研究证明，空气湿度过大或过小，都会对人体产生不适的影响。湿度过小，人就感觉烦躁不安；湿度过大，人就没精打采，并容易患上风湿病；只有空气保持适度的湿度，人才觉得舒服，并有利人体

下呼吸道疾病的治疗和康复。

在环境温度为22℃条件下，人体内的新陈代谢、生理节奏和生理功能都处于最佳的状态，所以人就感到很舒适。巴马居民长期在这样优越的气温条件下生活，得到最佳环境温度的支持，加上其他有利因素的影响，所以长寿老年人多，而成为世界长寿之乡，也就不足为奇了。

［追本溯源］0.618被誉为黄金分割律，是古希腊毕达哥拉斯提出的美学学说。该学说认为，宇宙间凡是符合黄金分割律的东西，都是完美的；建筑、音乐、生命等领域，凡处于黄金分割的切点上，无疑都是最完美的境界。用黄金分割律，来审视巴马的长寿现象，也许会使人们在扑朔迷离的长寿探索中，有耳目一新的感觉。

［长寿因素］适宜的气候条件。

［寿斯·寿思］有人认为，地球像人一样是有生命的，遍体都有穴位，巴马这块养育寿星的圣地，也许就是地球的一处要穴。从年平均气温到空气湿度，均处于黄金分割的切点上。这一点，同样也造就了巴马的神奇。这是大自然恩赐给巴马，取之不尽、用之不竭的财富。

四　独特的长寿饮食

［事实现象］**老人粥——嫩鲜玉米粥。**

嫩鲜玉米粥又称老人粥，并不是只供老年人享用，而指的是只有老年才会煮，年轻人十有八九掌握不了熬粥的技巧。其奥妙就在于火候的掌握、搅拌的速度、熬煮时间的控制，以及玉米生浆分次放入数量的多少。没有老年人的家庭，要能吃上一餐高质量的玉米粥，还真的不容易，必须去别户请老人家来帮煮，故称老人粥。

嫩鲜玉米粥的做法：嫩玉米剥粒后，磨成浆状，用筛子过滤去渣，即成玉米生浆。磨好的嫩玉米生浆，先放置约30分钟，等锅里的水烧开后，将玉米生浆分4、5次，徐徐放入锅内。一手拿饭排，按反时针方向，不停地搅拌，不能一忽左一忽右的。搅动的速度不宜太快或太慢。等到第一次的生浆煮熟，锅冒冒出气泡泡，才能第二次放入生浆。重复上述动作，周而复始。等到最后一次放入的生浆也熟了，锅里的粥面形成一层粥皮，方可停火；但粥锅要留在火塘上，让火塘的余温烘煨锅底，这样可以提高粥的黏性。经过上述步骤之后一锅高质量的玉米粥才能算煮成了。为了使嫩玉米粥口感更好，可配以极少量的大米，或玉米头即干玉米磨成的颗粒。

如果技术要领掌握不好，这锅粥就会起白泡泡，壮语叫做“反水”。一旦“反水”，这锅粥你再怎么熬它也不会有黏性，就像冷粥再冲冷水，甜味不存，香味不在，黏性丧失，口感全无。剩下的只是满锅烧焦的苦味，当然就不能食用了。

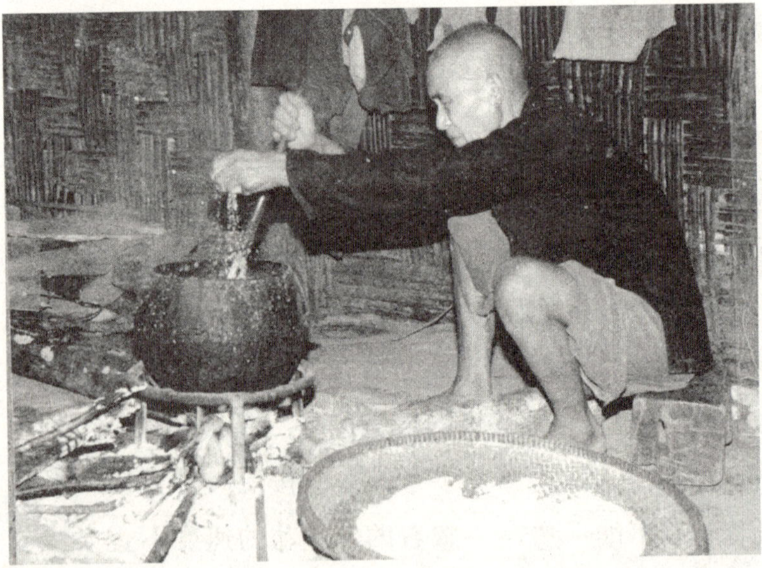

图8　兰卜理——百岁寿星、长寿老人在煮玉米粥

［内涵差异］饮食是维系人类生命质量的第一要素，在不同地域、不同环境、不同物质条件的人类活动空间，

都会派生出不同的饮食文化特征。这些特征制约和影响着生命的质量和寿命的长短。巴马长寿老年人的日常生活中就有以粥食为主的饮食习惯。

世界长寿乡考察团团长、国际自然医学会会长森下敬一医学博士，通过对巴马实地调查后，称巴马是“粥食长寿乡”。他认为巴马位于北纬20°以上的南方亚热带，天气比较热，人体水分蒸发量较大，需要大量补充水分，所以食粥是一种非常好地对策。

然而，食粥在中国南方算是普遍现象，并非巴马寿乡所独有；而长寿现象恰是特殊的现象，食粥就能长寿的说法，显然不能成立。巴马的粥食文化与长寿现象有什么必然的联系？巴马长寿乡的粥食文化个性特征又是怎样呢？要在这普遍现象下，分离出巴马粥食与长寿现象的特殊关系，还得看一看巴马长寿老年人的粥食与别处粥食的区别，给人们以多元化的思考空间。同种物质，另类品质，正是笔者所要告诉读者的。

世界五大长寿之乡的主食就是玉米，并不是自然的巧合，而是很有科学依据的。玉米是粗糙纤维食物，也是低热量食物，能量不高，纤维粗，能增加肠道快速蠕动，有益于食物综合消化吸收，并能及时排出体内各种毒素。

［追本溯源］巴马是石山区，过去耕地面积少，产量

低，粮食收入自然就不多，如果都食干饭，粮食就不够吃。嫩鲜玉米粥是粥族之王，养命之食，是巴马地区每年青黄不接时，山民们的主食。为了预防粮食断档，山民们就采取一种节约用粮的办法：除一些节日，平时就选择食粥，以饱腹为原则。这是一种为了生存的办法，久而久之，粥食变成了寿乡居民的饮食习惯。

粥一般以五谷杂粮为原料，合水熬制而成。谷类多含有蛋白质、脂肪、糖类、多种维生素和矿物盐等营养物质，经慢火久熬之后，质地糜烂稀软，甘淡适口，很容易被消化吸收，是一种理想而方便的食品。世人个个学长年，不悟长年在目前，我得宛丘平易法，只将食粥致神仙。——宋代大诗人陆游。神仙吃什么？原来就是喝粥呀。

一碗温热的稀饭最为滋润胃肠，且极易吸收。食粥的确比较有利营养吸收，也有利于人体水分的补充，巴马粥食长寿乡即是最好的说明。特别是老年人，食粥有利于解除老年便秘造成的痛苦。

［长寿因素］嫩鲜玉米粥。

［寿斯·寿思］喝粥可以治病，养生长寿、祛病延年方法，有许许多多，而粥疗简便易行，又行之有效。每周都要喝粥。但糖尿病患者要少喝粥。

［事实现象］**老玉米粥。**

老玉米粥的熬制方法与嫩鲜玉米粥大同小异。先将水烧开，然后将玉米粉慢慢撒入锅中，一手拿饭排，也向一个方向搅动。所有的玉米粉放完后，用慢火烘煨锅底。待粥面也产生一层粥皮，盖上锅盖停火，让粥锅在火坑上慢慢烘煨，加强粥的黏性。

［内涵差异］参见老人粥——嫩鲜玉米粥中的［内涵差异］。

［追本溯源］参见老人粥——嫩鲜玉米粥中的［追本溯源］。

［长寿因素］老玉米粥。

［寿斯·寿思］越老越往小了活，烹调时应多加注意。

不是人人都适应喝粥。粥虽说对人体有益，也不可通用。要根据每人的不同体质、疾病，选用适当的原料，配制成粥方可达到满意的效果。糖尿病患者少喝粥，喝粥会引起血糖急剧上升。

［事实现象］**巴马黄金粥。**

巴马黄金粥的做法：将巴马特有的玉米品种珍珠玉米粒煮熟，直至玉米粒裂开，捞出后放入冷水中，浸泡几个小时，目的是去除老玉米的气味。再用石磨磨成浆，反复磨上 3、4 次。然后用细筛滤去玉米皮渣，跟嫩鲜玉米粥的煮法相同。

［内涵差异］这种黄金粥，口感滑畅，没有老玉米的涩味。有菜没菜都能喝上三两碗，特别是老年人食用很容易消化。

［追本溯源］我国古代就有把吃粥，当做延年益寿的一种基本措施。巴马那桃乡平林村，居民家家户户、祖祖辈辈，都用这种方法熬玉米粥。历朝历代都是百岁人瑞最多的地方，如今全村 4700 多人口，竟有 30 位 90 岁以上的老年人健在，高龄老年人的比例为全县最高，是巴马名副其实的长寿文化发祥地。

［长寿因素］巴马黄金粥。

［寿斯 · 寿思］巴马多长寿老人是否与长期食用巴马黄金粥有关，尚待进一步研究。

［事实现象］**巴马的“三宝”之一——火麻。**

火麻粥是巴马石山地区老年人的主食。巴马产的火麻籽，将其碾碎后做成的汤品呈乳白色，食之清香。巴马人除了用火麻汁煮菜外，还经常用火麻汁配以玉米煮粥，终生受用。

［内涵差异］1979 年 8 月，中南几省专家化验巴马火麻仁的结果显示：火麻仁不饱和脂肪酸含量丰富，亚油

酸及亚麻酸含量也较高。火麻有润肠通便、降低胆固醇、预防动脉血管硬化等功效。由于食用火麻的地方，百岁寿星、长寿老人比例也比较高，而称火麻为“长寿麻”。

巴马火麻本身具有不同于我国其他地区的火麻品种的特点。根据研究，火麻蛋白中有近三分之二，是火麻特有的麻仁球蛋白，类似人体蛋白，容易被人体吸收，对人体有益；另有三分之一是白蛋白，与蛋清蛋白相似。

［追本溯源］6500 年前，中国就已经大量种植火麻，《易经》称火麻为“天木”。在历史上相当长的时期内，火麻主要用作工业原料，在世界各地广泛种植。有人认为，火麻起源于中国或中亚其他国家。那么巴马火麻的历史有多长？《巴马县志》只笼统地说“种植历史长，1946 年仅种植 2000 多亩”。20 世纪 80 年代，巴马火麻才开始扩种。

从古至今，巴马人传承着吃火麻的传统习惯。山里人并不知道火麻的药用功效，只是认为火麻味道清香可口，易于消化。在缺肉少油的年代，仅当油料补充人体营养需要而普遍食用。

［长寿因素］火麻粥。

［寿斯·寿思］肠滑便溏、滑精、阳痿者忌用。

［事实现象］**南瓜粥。**

南瓜粥是巴马石山地区老年人的主食，终生受用。

［内涵差异］南瓜含瓜氨酸，精氨酸，麦门冬素及维生素A、B、C，果胶，纤维素等。果胶能调节胃内食物的吸收速率，使糖类吸收减慢；还能和体内多余的胆固醇结合在一起，使胆固醇吸收减少，血胆固醇浓度下降。可溶性纤维素能推迟胃内食物的排空，控制饭后血糖上升。因而南瓜有“降糖降脂佳品”之誉。补中益气、清热解毒、通便利尿、保护胃黏膜、帮助消化、防治糖尿病、降低血糖、消除致癌物质、促进生长发育等。适用于脾虚气弱、营养不良、肺痈、水火烫伤等症。有效地抵御各种老年性疾病，达到健康长寿的目的。

［追本溯源］祖祖辈辈延续的饮食习惯，何时开始，无从考究。事实证明南瓜粥促进健康长寿。

［长寿因素］南瓜粥。

［寿斯·寿思］长寿元素就在日常生活当中。你积得越多，那你与长寿距离就越近。天道酬勤，奇迹只能是在锲而不舍的人身上才会发生的。

［事实现象］**红薯粥。**

红薯粥是巴马石山地区老年人的主食，终生受用。

［内涵差异］白薯蒸、切、晒、收，充作粮食，称为薯粮，使人长寿少病。——明代大医药学家李时珍《本

草纲目》。红薯性味甘，无毒，可补气虚，益力气，健脾胃，强肾阴，通乳汁，宽肠胃，下便秘。

红薯含有大量的黏液性蛋白物质。这种多糖蛋白质的混合物，不仅能保护人的呼吸道、消化道，而且能保护骨关节，起到润滑和消炎作用，还对心血管系统有一定的保护作用，防止动脉粥样硬化。

红薯含有大量的维生素 A、B 族、C、E。既可防止体内产生有害的过氧化物，又可以防止和减少老年斑、延缓衰老的出现，有效地抵御各种老年性疾病，达到健康长寿的目的。

红薯含有大量的纤维素。能吸收胃肠中较多的水分，润滑消化道，起通便作用，并可以将肠道内过多的脂肪、糖、毒素排出体外，起到降脂作用。

红薯能中和体内因过多吃肉食和蛋类所产生的多余的酸，保持人体酸碱平衡。

红薯含有大量的淀粉、果胶、蛋白质、氨基酸及亚油酸、多种矿物质等。以上这些成分有助于减少和消除人体中的过多胆固醇，并且可以防治高血压等心脑血管疾病、肠胃疾病、眼科疾病等。

经常吃红薯可以延年益寿。红薯能增进人体健康，防止疲劳，使人精力充沛；能促进人体胆固醇的代谢，减少心血管疾病的发生；能提高人体免疫力，预防肾和胶原性疾病发生；能维护动脉管壁的弹性，防止心血管脂肪沉积，降低动脉硬化的发生率；能减少皮下脂肪堆积，防止肝肾结缔组织萎缩。

红薯是抗癌能手。红薯的抑癌率高居果蔬抑癌之首，薯属寿之物。

红薯叶也可以吃，用于治疗湿疹、毒虫螫伤、夜盲症、疱疹、叮痛及食物中毒等。

［追本溯源］饮食习惯代代相传，无法考究何时开始。事实证明红薯粥促进健康长寿。

［长寿因素］红薯粥。

［寿斯·寿思］精米面，薯来换；忌薯柿，同时餐；忌吃薯，皮黑斑；忌一次，吃薯满；忌红薯，吃太单；忌晚上，把薯餐；忌忽视，薯之仙。

［事实现象］**野淮山粥。**

野淮山粥是巴马石山地区老年人的主食，终生受用。

［内涵差异］野淮山粥补脾，养肺，固肾，益精。对脾虚泄泻、食少水肿、肺虚咳喘、消渴、遗精、带下、肾虚尿频等症有疗效。有效地抵御各种老年性疾病，达到健康长寿的目的。

［追本溯源］一辈一辈就是这么吃的，何时开始，无法考究。事实证明野淮山粥促进健康长寿。

［长寿因素］野淮山粥。

［寿斯·寿思］参见南瓜粥的［寿斯·寿思］。

［事实现象］**绿螺粥。**

巴马境内的河沟里，长有一种小螺蛳，名叫绿螺，壮语方言称“弥岁”。螺长一般在2cm左右，壳面有螺纹，螺肉只有一颗黄豆般大小。螺肉吃法多种多样，可炒、焖、炖。

［内涵差异］螺肉长在矿物质丰富的河沟里，吸取着天地的精华，含有人体必需的多种微量元素，低脂肪、高蛋白，是营养蛋白极品之一，有养血补气、生津健胃、壮阳固精、止汗、化痰、除湿之功效。常食绿螺粥的人一般不生胃病，对促进健康非常有好处。

随着社会的发展，人们生活水平的提高，巴马居民餐桌上，已不再缺鱼、肉、蛋等营养食物；但是，长寿老年人们，还是有自己的饮食习惯，更偏爱于食用绿螺煲成的绿粥。绿螺粥是他们的至爱。他们从苦难的岁月里走来，在肉类极缺的年代，绿螺是他们餐桌上的佳肴，为他们提供足以养命的营养蛋白，也为他们能有今天健康的身体，打下了坚实的物质基础。他们不老的神话，将会在巴马的山水间传唱，直到永远。

［追本溯源］螺炒之肉绿，炖汤汤绿，煲粥粥绿，绿

螺因此而得名。

［长寿因素］绿螺粥。

［寿斯·寿思］也难怪，巴马的百岁寿星、长寿老人们，个个童颜鹤发，精神矍铄。他们这种健壮的身体，均得益于大自然的养育。

［事实现象］**食物种类纷繁博杂。**

巴马分为石山区和丘陵土坡两类地区，食物结构也分为两大类别：石山区的主粮是玉米，副食是豆类，食用油是火麻仁油；丘陵土坡的主粮是大米，食用油是山茶油及动物油猪油。蔬菜基本上一致，多为白菜、南瓜苗、红薯叶、苦脉菜及豆类、花生等。

巴马居民主食包括大米和玉米，副食有红薯、南瓜、芋头等。经常食用的蔬菜品种十分丰富：家种蔬菜、野生蔬菜、豆类、笋类、瓜类等5大类几十个品种。其中，家种蔬菜包括大白菜、芥菜、红薯叶、南瓜苗、萝卜、西红柿等；野生蔬菜包括雷公根、水厥菜、白花菜、鸡汤菜、藤藤菜等。尤以鸡汤菜最为神奇，罗秀珍老人称之为："能让人返老还童的山珍"。这种野菜由于产量少，只有在清明前后亲临巴马，才能一饱口福。

生活食用油以山茶油、火麻仁油及动物油猪油为主。肉类以猪、鸡、鸭、鹅、山羊、牛、马、狗及鱼虾为主。

［内涵差异］解放前，由于生活极端贫困，很少能吃到肉类，山民上山捡蜗牛、下河拾河螺，来补充人体营养需要，是当时生活迫不得已的选择；如今，山蜗牛肉已变身为山珍，登上高档酒楼宴席，因低脂肪、高蛋白备受人们的喜爱。

解放后，特别是改革开放以来，居民们生活水平不断提高，肉类、蛋类、鱼虾类也丰富了寻常百姓家的餐桌。其中，巴马香猪肉、盘阳河油鱼、山茶油、火麻油等，也被推崇为巴马特色长寿品牌食品供应市场，让世人得以同享。

谷肉果菜，食养尽之。——中国传统医学四大经典著作之一《黄帝内经》。人吃单一食物是不能维持身体健康的，因为有些必需的营养素，如一些必需脂肪酸、氨基酸和某些维生素等，不能由其他物质在体内合成，只能直接从食物中取得。而自然界中，没有任何一种食物，含有人体所需的各种营养素。因此，为了维持人体的健康，就必须把不同的食物搭配起来食用，在平时的饮食搭配上，应根据食物的性质和作用合理调配，做到因时、因地、因人、因病之不同的辨证用膳。食物搭配得当，可提高食物保健强身和防止心脑血管疾病的功效，防止了实者更实、虚者更虚而导致阴阳失调，这也是避免机体早衰，保证机体正气旺盛的重要条件之一。

要保证食物多样，谷类为主，食用粗制米、面、杂粮。做到主食粗细搭配、副食荤素搭配、不偏食、控制全天总热量。

食物多样，谷类为主，粗细搭配；多吃蔬菜、水果和薯类；每天吃奶类、大豆或其制品；常吃适量的鱼、禽、蛋、瘦肉；减少烹调油用量，吃清淡少盐膳食；食不过量，天天运动，保持健康体重；三餐分配要合理，零食要适当；每天足量饮水，合理选择饮料；如饮酒应限量；吃新鲜卫生的食物。——《中国居民膳食指南》2008 年新版标准。

经常采吃野菜，可以弥补家常蔬菜中缺乏的营养，弥补家常蔬菜中得不到的维生素和矿物质，同时野菜又是提供膳食纤维的很好来源，野菜纤维对于预防直肠癌、糖尿病、冠心病、胆结石、痔疮等疾病都有好处。

现代科学研究表明，不少野菜具有药用价值，可以预防和治疗某些疾病。

［追本溯源］从食物种类上分析，巴马长寿地区与非长寿地区并无多大差别，可是为什么别的地方没有长寿现象发生，而巴马却有这么多的百岁寿星、长寿老人呢？长寿村的人吃的并不是什么山珍海味、猴头燕窝，而是自然生长的玉米、南瓜、黄豆、野菜等。人们进一步要问，以玉米、黄豆、土豆为主食的地区很多，为什么那

些地方的人们不长寿呢？奥秘也许就是同种食物，不同品质吧！

巴马居民从大自然的绿色食物中，摄取了丰富的营养，保障长寿基因在大山深处的延续。古往今来，巴马之所以寿星云集，百岁者众，除了良好的自然环境之外，绿色食物的多样性和原汁原味，也是健康长寿的支持因素之一。

[长寿因素] 绿色食物的多样性，食物种类纷繁博杂。

[寿斯·寿思] 食全食美，食不过量。

吃东西时，该讲究的地方，一定要讲究；不该讲究的地方，一定不要讲究。

[事实现象] **巴马长寿“三珍汤”。**

“合渣菜”“火麻汤”以及“羊瘪汤”的合称。

合渣菜是将黄豆磨成粉状或者浆状，配合各种青菜一锅煮。因豆粉本身含有油脂，汤中不必放油，只加少许的食盐即可。

火麻汤是将火麻籽捣碎，浸水，取其汁液来煮菜，特别配以野生青菜味道更佳。

羊瘪汤是选取山上野地放养健壮的活羊，宰后割下羊的胃囊，拿到炭火上烘烤，直到整个羊胃呈现焦黄，并渗出油汁，说明整个羊胃及胃里的渣物已煨熟。然后将其剁碎，配以山姜、葱花、大蒜、香椿嫩叶、食盐等佐料，一起放到锅里，用茶油爆炒几分钟，即可加水煎煮，待整锅汤色显黄色即可食用。

[内涵差异] 饭前喝汤，胜过药方，苗条健康。喝汤不仅可以饱人口福，而且对心脑血管疾病患者大有裨益，是我们所吃的各种食物中，最富营养又最易于消化的品种之一，还可用来防病、治病。饭前先上点“润滑剂”，喝汤可润滑消化管，补充消化液，充盈胃，避免进食使胃短时间增容，影响胃肠消化功能，对增加饱腹感、少食有益。

合渣菜这种汤营养丰富，原汁原味，清香可口，易于消化，夏天食之，清凉祛火。火麻仁是目前所有常见的食用植物油中，不饱和脂肪酸含量最高的，也是目前世界上，唯一能溶于水的植物油。经常食用这种特殊的油脂，可降低血压和胆固醇，防止血管硬化，提高心力储备，以达到延缓衰老、润肠通便、防止老年人便秘的目的。火麻含有大量有利于延缓衰老的维生素E。羊瘪汤并非羊屎汤。山羊放在山上，日吃百草，夜饮甘露。羊的真胃里的东西，就是吃百草后汇集的精华，营养价值特别高。有壮阳健身、补血益胃、健胃活络等功效。

招待贵宾，必备合渣菜。火麻汤是地道的长寿汤。

羊瘪汤味道苦中有甜，是巴马餐桌上最具特色的益寿延年汤。

［追本溯源］民间有谚语："贵州有天麻，广西有火麻。"天麻以入药为佳，火麻以入菜为上。

［长寿因素］巴马长寿"三珍汤"。

［寿斯·寿思］不要饭前多喝汤。喝较多的汤会冲淡胃液，影响消化吸收。进食时应细嚼慢咽，以便能增加唾液分泌，稀释和中和胃酸，提高黏膜屏障作用。

［事实现象］**食原汁原味。**

巴马民间饮食多以蒸煮为主，极少爆、炒、煎、炸。逢年过节，杀猪宰羊或鸡、鸭、鹅，均用水煮。肉出锅切成小块后，取锅里煮肉的汤水，加上少许食盐和香菜做成盐碟，便可食用。当地称此方法叫食原汁原味。

比如，宰一头猪，把骨头剔除，把肉和骨头及下水洗干净，放到大锅里煮，这叫"汤锅肉"。煮出的肉十分鲜嫩可口，其汤称得上"百宝汤"，美味十足。食用其他畜禽类，亦如此炮制。

［内涵差异］各种味道的搭配，五味的辅佐，配伍得当，则饮食具有各种不同特色。不要用油脂类食物的香味来促进食欲。

［追本溯源］盐是诱发高血压发病的因素之一，钠盐

食用过多，会增加心脏负担，又容易引起高血压等。

在吃东西时，味不可偏浓，偏浓太过，不但会导致营养不良，而且还能伤及脾胃以及其他脏腑，而致多种疾病，味重则病重，于健康不利。咸味的东西吃多了，会使血脉凝滞，面色无华；苦味的东西吃多了，可使皮肤枯槁、毛发脱落；辣味的食品吃多了，会引起筋脉拘挛、爪甲干枯不荣；酸的东西吃多了，会使肌肉失去光泽、皮肉坚厚皱缩、变粗变硬，口唇干薄而掀起；甜味的东西吃多了，能使骨骼疼痛、头发脱落。以上都是因五味失和而影响体质，从反面强调了五味调和的重要性。

[长寿因素] 食原汁原味。

[寿斯·寿思] 要利用食物本身具有的色、香、味促进食欲，少吃油腻食物。

不论是食物中毒、蛔虫病等食源性感染疾病，还是高血压、冠心病、糖尿病等生活方式非感染性疾病，病因都与吃有关，都是从嘴进去的。以少用煎、炒、炸，多用蒸、煮、炖的方法为烹饪原则。

[事实现象] **饮食习惯、结构特点。**

在个人生活习惯上，巴马百岁寿星、长寿老人不过量进食，保持一定的饥饿感，保持旺盛的食欲。大多数巴马百岁寿星、长寿老人一天进食两餐，上午 10～11 时，下午6~7时，从不挑食，有什么吃什么，从来没有宵夜的说法，饮酒大多为自酿低度米酒。

基本上涵盖了巴马百岁寿星、长寿老人们一生的饮食特点：吃的是自己种的纯生态、无污染蔬菜和粗粮，主食是玉米、大米，并配以多种蔬菜、红薯等，只吃少量肉。一生以原始的素食为主，肉食为补，间有少量的荤食，五低二高、五多五少的饮食结构。

五低二高：低热量、低脂肪、低动物蛋白、低盐、低糖，高维生素、高纤维素。

五多五少：（1）多混食，少单食。即主粮和杂粮、蔬菜和豆类混食。巴马主食以粗粮为主，主粮是大米和玉米。豆类是第二主食。黄豆、饭豆、竹豆、豌豆、绿豆、猫豆等豆类。杂粮是红薯、毛薯、芋头、豆类及瓜类。（2）多吃粥，少吃硬饭。以熬粥为主，煮干饭很少。（3）多食植物油，少食动物油。植物油主要是山茶油、火麻仁油和芝麻油。（4）多吃素，少吃荤。蔬菜：春——苦脉菜、芥菜、白菜；夏——苦脉菜、南瓜苗和各种瓜类；秋冬——萝卜、芥菜。还有香蕉、柑果、黄皮果、桃、李等水果。（5）多淡食，少食盐。清淡自然的饮食

巴马长寿地区的居民，老人一般都以吃植物油为主。火麻仁、芝麻、黄豆油是食用油。以火麻仁为主。基本

上都是用植物油煮菜，拌以少量动物油猪油。火麻属桑科植物，春播秋收，籽粒状似胡椒。食用时将其舂碎，然后拌水，挤出汁液煮菜。

水。饮用的水有三种：一是泉水；二是天然雨水（石山区）；三是山间小溪水，山泉溪水是硬水，可减少心血管病，水源未受污染。

［内涵差异］合理膳食是1992年世界卫生组织的“维多利亚宣言”提出的健康四大基石之一，是适合于全人类的保健养生享寿法则。怎样才算是合理，并没有什么统一的标准，饮食习惯和嗜好特点都是因人而异，食物结构也是各地有各地的特点。

巴马地处边远山区，物质生活相对短缺，巴马百岁寿星、长寿老人的饮食结构，凸现了素食的特征。经常食素，能够避免摄入过多的脂肪，防止热量过高，而导致动脉硬化、冠心病等疾病的发生；可以有效地抑制癌症的发生。玉米可抗癌症，纤维素多，肠胃病少，大便畅通。巴马百岁寿星、长寿老人中没有一例癌症患者。豆类营养丰富。薯可防动脉粥样硬化，避免过度肥胖，防心血管系统的脂肪沉着。苦脉菜富含维生素C、B，还有胡萝卜素，起到消炎解毒、安心益气的作用。

火麻是珍贵油料作物，生长在山区浓雾环绕的土地上。火麻仁油是唯一能够溶于水的植物油，含不饱和脂肪酸，其中亚油酸、亚麻酸较一切植物油都高。味道清香可口，吃后有助人体吸收，有利于生理调节，能降低胆固醇，润燥滑肠，预防“三高”疾病，即高血压、高血脂、高血糖，预防动脉硬化、冠心病等。因此，巴马长寿老年人特别是百岁长寿率都比较高。

油茶树结出的果实油茶籽，提炼出的茶籽油即山茶油，是高级营养的保健食用油，含丰富的维生素和微量元素、植物甾醇，为食油中的珍品，有“东方橄榄油”之称。长期食用可有效地改善心脑血管疾病，降低胆固醇和空腹血糖，抑制三酰甘油升高；同时还具有凉血止血、清热化湿、杀虫解毒等功效。

活了100多岁的巴马长寿老人，从小到大常吃山茶油，这是事实；从小到大吃山茶油的人，不一定能活100多岁，这也是事实。巴马已仙逝的百岁寿星、长寿老人中，没有一例癌症患者，跟长期食用优质的植物油关系极大。

[追本溯源] 巴马百岁寿星、长寿老人青年时期，由于社会因素均有饥饿史；进入老年期后，他们的饮食更加有节制，日食2~3餐，从不暴饮暴食。巴马居民生活水平普遍偏低，长期以来形成以素食为主的饮食特点。其实对于很多生活在农村的老寿星们来说，吃什么并没有多大的选择余地，吃多少才是自己的决定。这些特点

对教科书上的营养学提出了挑战。从理论上讲，一个人正常的热量摄取，应在2400卡单位以上；而巴马百岁寿星、长寿老人绝大多数仅能摄取1400～1900卡。如果按照传统标准，这么低的数字，人是非常难以存活的；但是巴马的这些老年人，却能活到100岁。即使家境允许，老人们也不会吃得太饱，好吃的不好吃的，就吃那么多。由于以素食为主，每日两粥一饭，巴马老人均自然处于限食状态。因此，国际自然医学会会长森下敬一医学博士指出："能给人体生理真正带来健康、长寿的，并非是现代西洋医学的营养学作为指导的高热量、高蛋白质的营养理论，而是谷物蔬菜食物的营养理论。"

饮食不要随心所欲。饥不暴食，渴不狂饮。狂饮伤身，暴食害胃。暴饮暴食会生病，定时定量可安宁。暴饮暴食使胃肠消化系统负担过重，容易引起疾病。饮食要有节制，要讲究吃的科学和方法。具体地说，是要注意饮食的量和进食时间。节制饮食对健康长寿有非常重要意义。

把超过身体需要的，包括吃的绝对多、吃的相对多、吃的不平衡的高脂肪、高胆固醇、高动物蛋白质、高热量、高盐分、高糖分降降。吃的绝对多，是指吃的多；吃的相对多，是指虽然吃的并不多，但每个人对食物的需求不一样，对于自己是多了；吃的不平衡，是指虽然吃的不多，同时对于自己也不多，但各营养素之间比例失衡。嘴要严管管，饭菜要淡淡，吃盐要点点（<5 克/天），食油要控控，脂类要低低，粗细多换换。

主食中含有丰富的各类维生素和矿物质，油料中又富含不饱和的脂肪酸，这些都能避免过度肥胖，预防心脑血管脂肪沉淀，是营养佳品。

常吃素，好养肚。三天不吃青（菜），两眼冒金星。新鲜蔬菜中不仅营养丰富，含有人体必需氨基酸，维生素 C、B_1、B_2，胡萝卜素及钙、磷、铁、钾等矿物质，而且还具备一定的药用价值。维生素是人体新陈代谢中不可缺少的，而且可预防疾病、防止衰老。瓜果蔬菜中的维生素 C，还是体内氧化还原的重要物质，它能促进细胞对氧的吸收，在细胞和一些激素的形成中是不可缺少的成分；还能抑制病变，促进抗体的形成，提高机体的抗病能力。多吃瓜果蔬菜，从中摄取的维生素 C 对血管有一定的修补保养作用，还能把血管壁内沉积的胆固醇，转移到肝脏变成胆汁酸，这对预防和治疗动脉硬化，也有一定的作用。

盐与水是人体所不能缺的，但超量摄入食盐影响健康，盐催人老。淡食对预防小动脉收缩和高血压发作大有好处。中国传统医学四大经典著作之一《黄帝内经》载："味过于咸，大骨气劳，短肌心气抑。""多食咸则脉凝泣而变色”“咸食折人寿”等；古书还有记载“晋桃园避世之人，盐未通，故多寿，后五味通而寿啬矣。”巴马的长寿现象，即能证实淡食能长寿的道理。

低盐饮食对预防心血管病大有好处。众所周知，人离不开盐，但一般正常饮食情况下，人体是不会缺少食盐的，况且，盐似乎有一种“快乐元素”，吃盐好像能提高人的情绪，让人只会吃的多，不会吃的少；另外，在正常情况下，随着年龄的增长，人的味觉会逐渐退化，对咸的感觉会逐渐减弱，越吃越觉没味儿，越吃越咸，盐的摄入量也会逐渐增加。所以，每天吃盐的量，还是越少越好。味重则病重。

五味调和的重要性。美女生在高山，而不在海边。——法国谚语。盐与水是人体所不能缺的，但是超量摄入食盐就会影响健康，过分摄取盐分，脸部就容易出现更多的皱纹，显得比实际年龄大的多，不利于心身健康。饮食酸、苦、甘、辛、咸等五味浓淡要适宜，平时饮食不偏食，病时饮食讲禁忌；要注意各种味道的搭配，五味的辅佐，配伍得当，则饮食具有各种不同特色。

相对增加有益成分。如增加有益无机盐钾、钙等和微量元素摄入量；适当增加维生素和膳食纤维类蔬菜、水果和薯类及粗粮等的食入量。

高脂肪、高胆固醇的危害。高脂肪餐后不仅血压高、心率快，而且血中三酰甘油升高、血清混浊、血黏度升高；脂肪食品食用过多，可出现“脂肪心”，又容易引起动脉硬化；高胆固醇食物容易引起肥胖和肾动脉硬化，加重肾血管性高血压。

高动物蛋白质的危害。某些动物蛋白质代谢可以产生有害物质，引起血压波动，肾功能不全时更应该注意。保证必需的热量、蛋白质和其他营养，少吃多餐；适当增加植物蛋白尤其是大豆蛋白的摄入。不同来源蛋白质对血压的影响不同。

高热量的危害。高热量食物虽然对特定人群有益，但容易引起肥胖，进而导致内分泌紊乱、高脂血症、糖尿病、动脉硬化、高血压、冠心病等，甚至与结肠癌等多种肿瘤的发病也有一定的关系。

高盐分的危害。盐是诱发高血压发病的因素之一，钠盐食用过多，会增加心脏负担，又容易引起高血压等。

高糖分的危害。甜言夺志，甜食坏齿。要少吃甜食，吃甜食后须漱口。吃甜食过多，对人体健康不利，随着年龄的增长，体内碳水化合物的代谢能力逐渐降低，易引起中间产物如蔗糖的积累，而蔗糖可导致高脂血症和高胆固醇症，诱发或加重心脑血管疾病和糖尿病。

［长寿因素］合理膳食。

［寿斯·寿思］民以食为天。饮食结构是否科学合

理，对人的健康长寿影响极大。人的生长、发育与功能的维持，均有赖于合理的营养供给。巴马长寿老人的生活方式，饮食结构是人类生命的总结。

何必去追求什么长生不老药，只要在饮食嗜好中，改掉那些不好的习惯，就能给你带来安乐，不老药就在食物里。

“大象我这么大、有劲，全靠吃素呦。”

每个人都必须兼的最新的职业——调配师。

别教条，这里的多也并非多多益善，要有个度，当心物极必反。

把超过身体需要的，包括吃的绝对多、相对多、不平衡的高的脂肪、胆固醇、动物蛋白质、热量、盐分、糖分降降。良好的饮食习惯应该从小时侯开始培养。

［事实现象］**嗜好吃花。**

巴马百岁寿星、长寿老人有吃花的嗜好。长寿老年人们年复一年地把这些花，当作蔬菜食用。

［内涵差异］有些鲜花在盛开时，花粉内就含有几十种微量元素，尤以氨基酸、维生素最为丰富，含量比牛肉和鸡蛋要高得多，维生素 C 含量要高于水果。食花有助于人体提高代谢功能，健康益寿。

［追本溯源］春天有鸡汤菜花，夏天有南瓜花，秋天

有龙骨花，冬天有家种的蔬菜花。

［长寿因素］食花。

［寿斯·寿思］过敏体质的人慎食。

［事实现象］**巴马长寿酒。**

巴马农村中有一种酒，酒精度不高，一般在20℃以下。酒色乳白，闻之醇香，饮之味淡，口感绵绵，入肚循肠，顿觉提神益气。这种酒酿制过程：将巴马所产的粳米或者珍珠玉米煮熟，拌上用几十味草药制成的酒曲，冷却后放到缸里，发酵约1个星期，直到米糟发酵出水和散发出酒香味时，将酒米倒放入大锅里蒸酿而成。

巴马长寿老年人饮酒颇有节制力，不是逢酒必喝，每喝必醉，不是用草药酒曲酿的酒不喝，烈性酒不喝，体力消耗不大不喝，劳动不累不喝，早上中午不喝，天气太热不喝。饮量更有讲究，能喝1斤喝半斤，能喝半斤喝2两，适可而止。百岁寿星、长寿老人李先应16岁就会喝酒，但每次饮量不超过3两，从不醉酒，健康活到百岁，无疾而终。

［内涵差异］巴马长寿酒正名米酒，俗称土茅台，别名长寿酒。用化学酒曲发酵的酒，伤身伤胃；而用草药酒曲酿就的酒，具有舒筋活络、益脾健胃、解乏解困的作用，喝了不上头。巴马长寿酒与其说是酒，不如说是

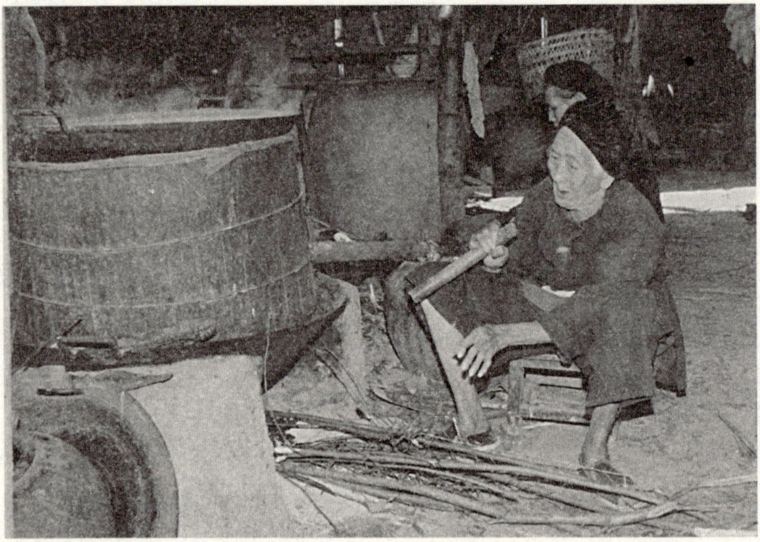

图 9　黄娅烈 108 岁，在酿造长寿酒

保健饮料。因为它是集五谷杂粮的精气所成，配以能养身益气的草药，睡前饮用，有助加强睡眠深度，更有助于体力的恢复。

［追本溯源］用化学酒曲发酵的酒和用草药酒曲发酵的酒，巴马的老年人们一嗅就能辨别出真伪来。

睡眠与健康是"终生伴侣"。睡眠是天然的补药。良好充足的睡眠可以消除全身疲劳，使脑神经、内分泌、体内物质代谢、心血管活动、消化功能、呼吸功能等能够得到休整，调节各种生理功能，促使身体各部组织生长发育和自我修补，利于美容，稳定神经系统的平衡，增强免疫功能，提高对疾病的抵抗力。睡眠有以下几大方面的好处。

（1）能促进人体生长发育。促使人体生长发育的“生长素”，在睡眠时会大量分泌，儿童的生长速度在睡时要比醒时快数倍，能睡的孩子长得快，要使儿童身高增长，就应当保证睡眠的时间和质量。老年人的生理功能减退，易疲劳，更应保证充足的睡眠。长寿的老年人都能睡。

（2）能消除疲劳、恢复体力。疲劳通常与各种劳动如体力、脑力等的强度、速度及持续的时间有关，速度越快、强度越大、疲劳出现越早，持续时间越长越容易疲劳，疲劳是机体生理功能将接近最高限度的信号，持续疲劳降低人体的免疫力，积劳成疾，必将引发疾病，甚至容易患肿瘤。当人体感觉疲劳时就需要适当休息，而最好的休息方式是睡眠。因为睡眠时，人体各种生理活动普遍减低，合成代谢占优势，一方面把体内蓄积的代谢废物和二氧化碳、尿素等继续分解排泄出去，另一方面又使自身获得充分的休息，消除疲劳、恢复体力。

吃人参不如睡五更。睡眠起到几乎使整个大脑皮层和某些皮层下中枢保护性抑制的作用。充足的睡眠可使神经系统的功能得到最大限度的恢复，增强免疫功能，还无毒、无不良反应，睡“补”比服补药效果好多了。

（3）能保护脑力，使精神充沛。睡眠时人体处于相对静止状态，人体大多数功能降低，合成代谢大于分解代谢，有利于营养供给，弥补损耗，储存能量，解除疲劳。人体大脑的皮质细胞，具有高度的反应性和复杂的功能活动，需要丰富的营养，但本身又缺乏储备营养物质的能力，所以特别脆弱。而睡眠能保护大脑皮质的神经细胞，维护皮质这种高度分化的组织功能，有利于防止遭受严重的损伤。

（4）能增强免疫功能，防御疾病。睡眠时人体可以得到很好的休息，养精蓄锐，从而睡出健康来！

［长寿因素］自酿低度巴马米酒。

［寿斯·寿思］喝酒能长寿似乎是一个悖论，值得注意的一个问题是，喝什么酒和怎样喝。

［事实现象］**民间酸制品替代醋制品。**

巴马农村居民极少用醋，多偏重于酸品，如酸果、酸笋、酸菜等。原料均是当地所产，酸果类用酸梅、柠檬、牛甘果小刺梨等，用山泉水加精盐泡制而成；酸笋类用凤尾竹笋、楠竹笋，切成片后，用山泉水浸泡而成；酸菜类用芥菜叶、芥蓝菜芯及豆角腌制而成。

［内涵差异］这些酸制品平时可当菜吃，也可做佐料，起到调味的作用。

食品是商店出售的经过一定加工制作的食物，为了保鲜、美观、口感等因素，免不了要添加各种与健康无关的添加剂，如防腐剂、着色剂、赋形剂等。即使按照国家法律允许添加，是不是超出了安全量却是普通大众无法左右的，因此别为了美食、美味、口欲、偷懒、便利等众多原因，常常购买现成的食品取代日常的家庭做饭。

［追本溯源］这些酸制品既是食物，也是药物，时髦的叫保健食品。以前不像现在有各种感冒药，怎么办？民间就用已腌制成酸品的柠檬泡开水喝，或者喝一小碗酸笋水，既能解毒，又不伤胃，还有助于消化。

［长寿因素］食物取代食品。

［寿斯·寿思］食品取代食物，安全风险提速，生病机会多乎。

［事实现象］**民间调制酱替代酱制品。**

民间调制酱具体做法：盛一小碗泡制酸品的陈水，把宰鸭、鹅时放出的血浆，放入酸水拌匀，然后放入锅内烧开，加入精盐，再配以适量的香菜末即可。用鸭血做的称为鸭酱，用鹅血做的称为鹅酱。味道鲜美，酸甜适中，增加食欲。

［内涵差异］巴马农村居民很少到商店去买酱制品。

平时在宰鸡、鸭、鹅时，才临时自行调制酱；宰鸭、宰鹅招待客人，必做此酱。

［长寿因素］参见民间酸制品替代醋制品中的［长寿因素］。

［寿斯·寿思］参见民间酸制品替代醋制品中的［寿斯·寿思］。

［事实现象］**茶文化。**

巴马农村的茶品均为本土所产的土特产，如僚刀竹、九节风、甜茶、野生白毫茶，及每年端午节当天上山采集的百草茶，自采自制自用，顺手捡来，不花一分一毫，经济实用。

巴马老年人均无茶瘾，平时喝茶主要是为了保健的需要。

［内涵差异］巴马居民的茶文化与都市居民的茶文化，有着本质上的不同。都市居民把饮茶当作每天饮食内容的一部分，有饮早茶、晚茶的习惯；而巴马农村居民饮茶，只是礼仪上需要的一种习俗。中青年人一般都不饮茶，但村寨上谁家有红白喜事，主家必备一大锅的茶水，给每位来客献上一杯茶，表示主家欢迎客人的到来。逢年过节才饮茶。大锅煮茶，大碗喝茶，没有都市的那种文雅。

正是茶文化存在本质上的差异，才造就了一个独特的长寿之乡。

［追本溯源］千百年来传承至今。巴马这些土里土气的茶品，从功能上讲，与其说是茶还不如说是药。如甜茶，既有糖的甜味，也有茶的甘味；既能解渴提神，又有药用功能，有很强的消炎功能，用于治疗胃出血、痔疮、便秘等非常有效。还有姜科属僚刀竹茶，农村中当茶饮，实际上对排除体内毒素、解除油腻感、降低胆固醇积存、加强消化、生津补液等，疗效很好；特别是消化不良患者，饮用此茶，当即见效。巴马的老年人们喝这些茶，无意中起到了健身康体、延年益寿的作用。

［长寿因素］饮茶。

［寿斯·寿思］尽管茶对人体非常有利，饮茶的好处有很多，但若过多或不适当地饮茶往往会带来许多不良后果，应当值得注意。茶的利弊各半，关键看怎样喝，喝的时间、方法、条件等对了，可规避风险，小心不是把对身体有害的物质喝进身体，就是喝进无害的茶后对身体有害。

五　和谐的延年氛围

［事实现象］**精神的抚慰。**

105岁的杨妈仁、103岁的黄娅文等，虽然儿孙满堂，早已退出了生产第一线，但儿孙们仍然让她们掌管家中的经济大权。家里的每一项开销，事先都要征得老年人的同意。

［内涵差异］这是一种非常积极的尊老敬老行为，为老年人创造一个愉快心情的生存空间，为老年人确立长者为主的地位，以提高老年人的生活信心。这样一来，老年人就不觉得生活空虚和无奈，认为自己还负有当家作主的责任，从而忘掉了自己的年龄障碍，不厌世，不失落，愉愉快快的尽享天伦之乐。老年人需要的是精神的抚慰，子孙应奉行的是忠孝之心。

［追本溯源］养儿不孝，当无异于饲养家畜。人是区别于一般动物的具有高级思维能力的智能动物。生存在这个世界上，除了衣、食、住等物质生活之外，思想、娱乐等精神生活，在人的一生中也占据着相当大的空间。在基本解决吃、穿、住的前提下，精神生活往往成为人

生的一份寄托。

［长寿因素］精神的抚慰。

［寿斯·寿思］从某种意义上说，精神的抚慰远远胜于物质的供给。

［事实现象］**浓郁的尊老氛围。**

巴马老年人以家庭养老为主，四代同堂、五代同堂，还有的隔代相处，同在一个屋檐下生活。巴马尊老蔚然成风，体现在日常生活中，比如：吃饭时请年长者坐于上席尊位，如老年人还没上席，晚辈绝不先动筷；每年尝新，第一口新粮，要先敬给老年人；平时加菜，好肉好菜，都要敬给长者；路遇老年人，后生主动让路，给老年人行方便；遇到老年人挑担，主动帮挑等。

［内涵差异］老年来临之所以可怕，是因为它和死亡距离太近，没有退路；而比死亡更可怕的是力不从心的烦恼，和不再被需要的沮丧。因此，对老年人暮年物质生活、精神生活的关照尤为重要。

生命个体的长寿，离不开群体之间的相互关爱。一个人的长寿，除了在中青年时代，已奠定的生理、心理基础之外，更重要的还是，在步入老年之后，物质生活的保障，以及精神生活的愉悦。巴马长寿老年人精神生活世界里，涵盖了传统礼让文化、传统宗教文化和村寨

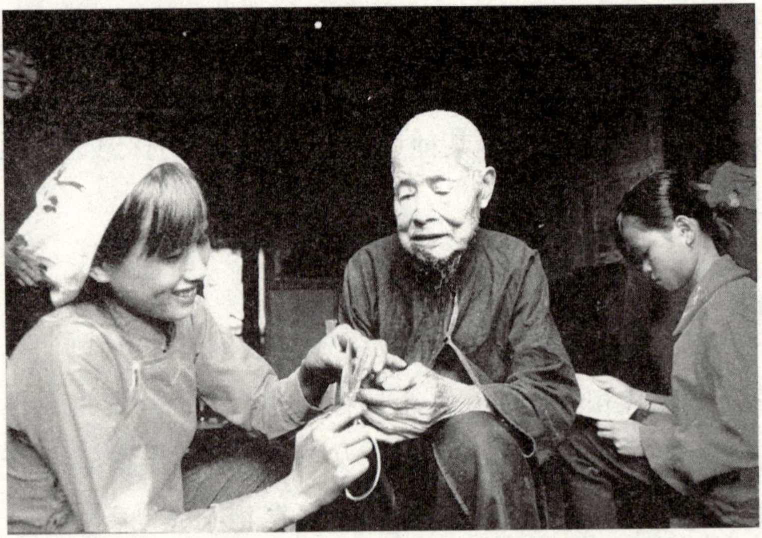

图10　杨卜利96岁，重孙女在为寿星修剪指甲

传统尊老文化等诸多层面。传统礼让文化使百岁寿星、长寿老人快乐、信任、团结、和睦等。

在巴马，尊老爱幼蔚然成风，老人最受尊重。哪家有了高寿老人，哪家就受到乡民爱护。如果男子成年了，有不尊重老人的表现，连老婆都讨不到，四乡五邻就会谴责他，直到他无地自容悔过为止。

[追本溯源] 心仪高古，民风蓄寿。巴马世代居住着壮、瑶、汉等民族，人们同饮一江水，同耕一座山，心仪高古，民风淳朴，尊老敬老的习俗世代相袭。

[长寿因素] 温馨和谐的家庭环境，尊老敬老、尽忠

尽孝的传统美德，人人为仁的思想传承。

［寿斯·寿思］老年人生活在这种浓郁的尊老氛围里，心情愉快，自然延年益寿。

［事实现象］**优先实施惠老工程。**

巴马瑶族自治县党委、县人民政府，非常关心老龄工作，在地方财政十分困难的情况下，优先实施惠老工程：给高龄老年人发放生活补助金，给百岁老年人发放生活补助金200元/月/人，发给90~99岁老年人100元/月/人；逢年过节，县党委、县政府领导组织慰问“祝寿”等活动，给老年人贺节，送慰问品；一年一度在全县开展尊老、敬老、爱老，为百岁寿星做好事、办实事、献爱心；每年定期为百岁老年人体检，发现患有疾病及时给予治疗，组织医务人员上门，为百岁老年人看病、治病；每个乡镇都建起了敬老院，政府承担起生活无助的老年人的赡养义务等。

［内涵差异］解放前，由于条件艰苦，生活无保障，医疗保健没有保障，长寿的人少。解放后，长寿老年人也能共享改革开放、祖国繁荣的丰硕成果；使百岁寿星、长寿老人感受到新社会的幸福，感受到党和政府对老年人的关爱，感受到和谐社会给老年人带来的温暖，使长寿老人精神上得到了安慰、满足，从而生活无忧无虑，

心情舒畅，促进了健康，安度晚年。

［追本溯源］新中国成立后，在党和政府的正确领导下，经过医务工作者的努力，巴马消灭了天花、霍乱、血吸虫、麻风等传染病，实施了计划免疫；党中央、国务院实施老有所养、老有所乐的惠民工程，为人民谋福祉。人民生活逐步改善，建立了各级医疗保健机构，人们的健康水平有了显著的提高，巴马人平均寿命，由解放前的35岁，提高到2008年的71岁。

［长寿因素］社会安定、政府关怀、和谐的社会环境。

［寿斯·寿思］政府的关怀、家庭的温暖以及老年人们的自立精神，使巴马的长寿资源，得到了有效的保护。百岁长寿率得以巩固，离不开人文关怀和和谐的社会环境。

六 养生的神奇天堂

［事实现象］**马先生。**

76岁，河北省石家庄市某医院副主任医师。以下为其口述：

我5岁时就患上了肠炎。父亲带着我去看大夫，带回一些药，一吃就好了，可是总得不到根治。一旦受凉，就很容易复发。由于年纪小，不太在意这些小毛病。平时一拉稀，就服用止泻药。可从15岁那年起，拉稀吃止泻药已不起作用。每次大便都带有很多黏液。我觉得体内已产生了耐药性。慢性腹泻成了我的宿疾，无法根治。

我十几岁就参加工作，20多岁当上了医生，职责是给人看病治病。由于经常出诊，爬山涉水，挨风受凉，不久就患上了支气管炎。每次感冒都合并气管发炎，大量地吐浓痰。同样，药物治疗不起作用，反而日益加剧，每次都要20多天才能好转。

长期的慢性腹泻、大量的蛋白质随大便黏液排出体外，营养吸收不好，免疫力差。体内长期缺少蛋白质，又导致我的下肢水肿。经多方治疗，也无济于事。年纪越大，水肿愈发严重，给我的生活造成诸多不便，几十年的病痛苦不堪言。

20 世纪 60 年代中期，我肝脾肿大，大到能自己摸到一大块的程度。给我看病的大夫告诉我：情况不妙。我看西医，找中医，双管齐下。可日复一日，年复一年，几十年过去，直到离休，病情依旧，苦日子的路在延伸着。

由于长期患有多种疾病，无疑给精神上，造成了巨大压力，加上工作过程中用脑过度，我 1997 年开始严重失眠。检查发现是脑血管硬化、脑供血不足，导致脑供氧不足而失眠。面对现实，我很失望，旧疾未除，又添新病，百思不得其解。自己身为大夫，几十年间曾治好数以万计的患者；可对自己身患的疾病，却无能为力，任何药物在我身上都不起作用，为什么？没有答案。2000 年以前，我是在上述诸多疾病困扰下生活着。说实话，生活质量一天不如一天，加上已年过 70 岁，一种大限来临的恐悸笼罩心头，度日如年。

2001 年元旦，我南下广州，跟女儿过节。得知广西巴马瑶族自治县，是长寿之乡，有各种媒体报道巴马寿乡的消息，并有介绍在此疗养效果甚佳，我跟女儿商量，要求去巴马试试看。可女儿担心我年纪大，一个人在外不安全，执意不让我来巴马。我想，作为一个长寿地区，其长寿现象不会是偶然的出现，必定有某些特殊的因素，在支持着人的健康，保证人们长寿，应该去体验体验。对我而言，不求长寿，但求健康。我只好瞒着女儿说，去广东台山县，因台山县也是长寿县。到车站后，我却买了去南宁的车票，如愿以偿地于2001年2月6日，第一次走进了巴马长寿乡，当时我已73岁的高龄了。

小城巴马，环境清幽，山水秀美，民风纯朴，是宜人生存的极佳境地。初来乍到，人生地不熟，住进县城一家旅馆。一天旅途的疲劳，我用过晚餐后，便早早上床休息，一觉到天亮。这一夜，我没有失眠。

说来也奇怪，我原来每天早晨都排大便，可是到巴马的第2天，却没有排大便；到第3天排大便时，发现是干的，不带黏液了，而且便量也不多。连续10天都这样。我觉得非常奇怪，几十年的慢性腹泻，怎么到巴马没几天没治疗，就发生变化了呢？这一下可打消了我对巴马神奇的偏见。住了10多天，我便回广州女儿家，告诉女儿说我没有去台山县，而是去的巴马，并把在巴马的收获跟她说。她也很惊讶。谁知没几天，我又开始拉稀了。不行，病还没有根治，还得去巴马。农历正月初八，我又从广州返回巴马，这一住就是两个月。

为了生活上的便利，我没有住到乡下去，而是住在县城，自己打理生活。除了面食外，其他食品都是巴马当地所产。几个月下来，我的慢性腹泻基本上没有复发；偶有感冒，支气管也不合并发炎；失眠症状也明显的减轻。到了夏初的4月，我返回了石家庄。

2002年11月，我第3次来巴马小住。前3个月住县城，后3个月住到乡下农村的巴盘屯。巴盘屯是一处不错的地方，依山傍水，清静，空气特别清新。该屯因长寿老年人多，而被称为长寿屯。住在巴盘，我感觉睡眠质量要好于县城，原来的毛病没有复发，而且往好的方向走，人感觉很舒适。这一次来，我还长出了不少的黑发。

2003年夏天，我在石家庄市医院，做了一次全面的体检。一个意外的打击，让我始料不及。检查结果证实，我已经是轻度的肝硬化。此外，皮肤呈乌黑色且很干燥。虽然从心理感觉上没有什么异常，但早年的肝脾肿大，到现在的肝硬化，可不是好兆头。作为大夫，对此我是有思想准备的。我冷静一想，其他的疾病在巴马疗养，能有效地得到控制并好转，肝脾肿大及肝硬化难道就不成？到11月份，我还满怀希望地又来巴马，来到我认为是天堂的长寿乡，毫不犹豫地住到乡下去。心想，再疗养几个月，如果再不好转，小住巴马恐怕是最后一次了。肝硬化的恶化就意味着死亡，别无他路。

小住巴马这半年，肝硬化是否有些好转？我心里没底，但是下肢水肿的消除，又多给我一份意外的惊喜。

怪啊！用药不起作用的顽疾，怎么就不知不觉离我而去啦。这时，我敢大胆地相信自己的判断：肝病不会加剧。康复只是时间的问题罢了。转眼间2004年的夏天到来，我又赶回石家庄，家人全都愣了。因为我已不是半年前的黑皮肤老头，乌黑色的皮肤，变成了白里透红；原来干燥的皮肤，变成了湿润有弹性；新添的黑发，让我一下子变得年轻了许多。而更值得庆幸的是，我到医院复检，报告单显示肝硬化消失。这发生的一切，不是在做梦吧。等我回过神来，没错，2004年的夏天，石家庄家中。

2004年的夏天，是我终生最难忘怀的夏天，因为原先身患的疾病，至此宣告痊愈；而跟我最后bye bye的就是肝硬化。76岁的生日，我过得特别的愉快！

高兴之余，家人戏言：这回不用再像候鸟似地去巴马了吧！

2004年和2005年秋天，我还是两次来巴马，每次还是住上半年。可这两次我不是抱病来疗养，而是来巴马静养。因为我已是健康人了，静养是一种享受，真有点乐不思蜀了。

几年来，我先后9次到巴马小住，累计时间达5年之多。每次来巴马，都有不同的感受，都有不一样的收获，那就是健康。

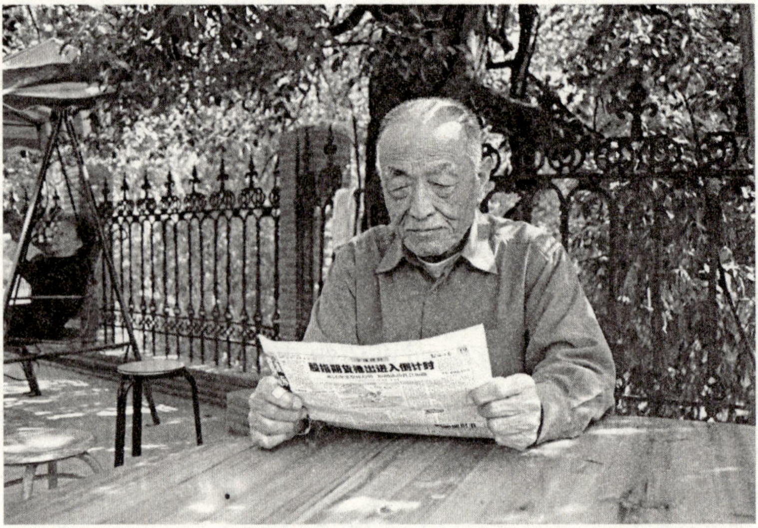

图 11　马医生在长寿村

2004 年，中国科学院姚鼎山教授编著的《走进长寿村》一书正式出版。姚教授经过对巴马实地考察后，提出全新的长寿理论，揭示了巴马之所以成为世界瞩目的长寿乡的奥秘，对长寿村的阳光、空气、水质、地磁等几大因素，进行科学的、全面的阐述。这是一本帮助人们了解长寿知识的教科书，很有价值。根据姚教授的观点，结合我在巴马疗养的体会，谈谈自己的一些感受。

首先，巴马长寿乡的空气质量好，负氧离子浓度有些地方高达 7 万个/cm^3。空气负氧离子对促进人体健康非常有益，之所以对一些疾病有辅助治疗作用，是因为对人体各系统的直接生理影响的结果。

对呼吸系统的影响：负氧离子能改善肺部换气功能，通过生化反应，消除呼吸道炎症，缓解支气管哮喘，起到止咳、祛痰等作用。

对心血管系统的影响：负氧离子有明显的扩张血管的作用，可改善心肌功能，增加心肌营养，对高血压、冠心病、心脑血管硬化等有一定的疗效。

对神经系统的影响：负氧离子能调节和改进神经系统及大脑皮层功能，使脑力活动加强，保证脑组织获得更多的氧，对神经衰弱、失眠、偏头痛等有很好的疗效。

对消化系统的影响：负氧离子能抵御胃肠功能紊乱、痉挛性便秘等。

此外，负氧离子在进入人体后，能使氧自由基无毒化，平衡人体体液酸碱度，给人体延迟衰老，提供良好的内部环境。

巴马长寿乡是高地磁环境，地磁强度为0.4~0.5高斯，局部区域达0.9高斯，远远高于非长寿地区。科学实验表面，一定的环境磁场强度，对镇静、改善睡眠、消炎消肿、降压降脂、止泻等均有一定的辅助疗效。我几十年的慢性腹泻，在巴马之所以能好转，说明在地磁作用下，体内微循环得到改善，维持人体组织细胞的正常功能，加上磁场可以降低肠蠕动的幅度及频率，肠内容物在肠内停留时间长，有利于对肠内容物中的水分吸收，减少水分从血管的渗出，而产生止泻作用。

水是生命之源。为什么巴马长寿乡的水是小分子团的水呢？其实就是巴马的高地磁环境所造成的。通过地磁磁力线的切割作用，水被磁化了，大分子团的水就变成了小分子团的水。科学实验证实，只有小分子团的水能通过只有2纳米的亲水通道进入细胞，激活细胞酶系统，活化组织细胞，提高机体免疫力，有利于健康长寿。

另一方面，巴马大部分居民都饮用山泉水、矿泉水。经测定，巴马长寿乡的水pH值为7.4~8.3，属于弱碱性小分子团水，氧化还原电位低，均在50~100mV，且富含人体所需的矿物质，完全符合健康水的标准。所以，在空气清新、水质好、负氧离子浓度高、食物天然、地磁高的环境下生活，能不长寿吗？我在巴马疗养几年，不靠药物治疗而获得健康，感触很深。当然，能给人健康长寿的因素是多方面的，品德修养、健康状况不同，各种疾病轻重不一，同一种病理用同一种治疗方法，效果尚且不一样。所以，到巴马长寿乡疗养，期望值不要太高。我的体会是：能否长寿是未知数，至少能保证健康。

[内涵差异] 在巴马住上一段时间，身体的健康状况就发生了变化，这已不是捕风捉影的传说了。随着巴马

长寿乡知名度的日益提高，神奇的长寿现象，越来越引起世人的关注。一些亚健康的中老年人，从祖国的四面八方，走进这个养育寿星的殿堂——巴马长寿乡，其中不乏一些身患绝症、久治不愈的患者。他们把康复的希望，寄予这片神圣的土地，哪怕是百分之一的希望，哪怕是漫长的祈盼。从他们虔诚的目光看得出，健康才是真正的幸福和富有。

［追本溯源］巴马真的能给这些绝望的人们带来生机？能还人健康的体魄并延年益寿？能！但不是单一因素决定的。

［寿斯·寿思］人一辈子在健康方面，经受不住栽大跟头，要吸取经验教训，借鉴健康养生方法，否则会出现白发送黑发的悲惨现象。

［事实现象］**王女士。**

中国人民解放军某医大学教授。患有高血压、糖尿病、心肌缺氧、内分泌紊乱等诸多老年性病症，多年来一直没有得到治愈。

2005 年 10 月做出了到长寿乡进行自然疗养的抉择。她走进了巴马，住进了位于盘阳河百魔洞出水口附近的坡月村农家旅馆，过起了寿乡人普普通通的生活。

首先，在饮食上，她没有刻意追求什么长寿饮食法，也不用什么所谓高精补品，粮食、蔬菜、油料及肉类等都是当地所产。能荤则荤，该素则素。一日三餐，生活饮用水是盘阳河水，无毒、无菌，不用饮水机，全部生饮。这一切，跟当地居民的生活方式，基本上没有什么差别。

生命在于运动。在长寿村疗养期间，她在健身运动的安排上，坚持每天徒步锻炼。开始每天 1 公里一个来回。随着时间的推移，每天增加到 5 公里一个来回，视情况而增减，以身体感觉不透支为原则。

距坡月村部 2 公里左右，有 1 个特大型的石灰岩溶洞。当地人称为百魔洞。洞中有一天坑，景致清幽，现已开发成旅游景点。由于百魔洞与地下河相通，空气特别清新。经科学测定，洞中负氧离子的浓度高达 7 万个/cm^3以上。从理论上讲，负氧离子浓度在 5～10 万个/cm^3就具有杀菌、减少疾病传染、增强人体免疫力的功效。现代医学证明，负氧离子疗法可明显改善记忆力，使细胞功能正常化，恢复生命的活力。她每天还安排几个小时，到百魔洞中接受天然富氧的自然疗法。这对于长期蛰居闹市的人来说，已经算是很好的放松调节方式了。

功夫不负有心人。住进长寿村 2 个月后的她，体重由原来的 160 多斤下降到 140 斤，宁静的夜晚她很少失眠，血压也归于正常了。各种症状都达到意想不到的治疗效果。她说，在这天然氧吧般的环境下生活，有病不吃药也会好三分。是的，初来乍到的她移步维艰；而半年下来，每天在盘阳河边徒步10公里一个来回，对她来说已是件轻而易举的事了。

［内涵差异］盘阳河是巴马的母亲河，也是长寿河。它由多股山泉汇集而成，又经过几十公里的地下潜流过滤，从百魔洞分三处出口涌出后形成干流，水质甘洌，碧绿如蓝。两岸田园似锦，草木芳菲。面对景色秀丽，环境清幽、空气清新的长寿村，寿乡人恬然悠然的生活情调，王女士悟出了这里人长寿的真谛——和谐。人与人的和谐相处，人与环境的和谐相依。

绿化的环境有良好的辅助治疗作用。绿化的环境能给人以清洁、舒畅、富有生气、令人心旷神怡的感觉，对人的心理可起到调节、镇静作用，能防暑降温，有益于人体的新陈代谢活动，漫步其间可调节精神，消除疲劳。常在静谧、芬芳、优美的绿色环境中生活，血流缓慢、呼吸均匀、心情舒畅，这对于高血压等心脑血管疾病、神经衰弱以及呼吸道疾病有良好的辅助治疗作用。

绿化有益于人的健康长寿。绿色植物可吸收滞留在空气中的大量尘粒，过滤吸收放射性物质，散发出的芳香性挥发性物质有一定杀菌作用，从而使空气得以净化，阴离子富集，空气格外清新，呼吸这样的空气，可镇定情绪，改善肺的换气功能；消除生活环境中的噪音，改善和调节人体生理功能。植物的青绿色不仅能吸收阳光中对眼睛有害的紫外线，还由于色调柔和而舒适，有益于眸明眼亮和消除疲劳，并使嗅觉、听觉以及思维活动的灵敏性得到改善。

［追本溯源］生活不外乎些柴米油盐、衣食住行。王女士静观默察，用心体验，结合传统的养生理念，全身心地融入到大自然的怀抱中。

［寿斯·寿思］自我保健是非常好的养生方式。亚健康不算病，不健康；药调理，危害体，不恰当。此时，自我保健就显得尤为重要。通过养成良好的生活习惯，劳逸结合，营养与运动结合，补调结合，注意精神卫生等，既能滋补精血，改善微循环，又能调整内分泌，调节人体内神经紊乱，调整体内阴阳失衡，使机体各种生理功能恢复到最佳生理状态。

［事实现象］**季氏夫妇。**

黑龙江省哈尔滨市人。无独有偶，和上述王教授一同住进坡月村农家的，还有季氏夫妇。季女士身患高血压200/100mmHg已有多年，身体免疫力极差，三天两头就患感冒，经常住院治疗，精神上非常痛苦。

在得知巴马长寿乡的消息后，夫妇俩于2005年10月

18 日从祖国的北端，不远万里来到巴马，住到位于盘阳河畔的坡月村的农家中。由于居住条件不甚理想，加上当地人的生活习惯，跟北方有很大的差距，特别是饮食结构过于单调，一开始让她很不习惯，甚至怀疑这样的环境，对疗养没有什么好处。

在长寿村里，九十上百岁的人，生活都能自理，无须他人照料。面对这一切，夫妇俩强打着精神，坚持住了下来，学着当地人，过起平平淡淡的生活，虔诚的期待着幸福的降临，等待着奇迹的发生。

2006 年春节刚过，北国还在冰封雪地中颤抖，而巴马长寿村已是鸟语花香、山明水秀、春色满圆了。季女士意识到自到巴马几个月来，竟然没有患过一次感冒。如果在冰城哈尔滨市老家，几个月下来，不知要跑多少趟医院了。更让她惊讶的是，不知不觉中，血压由原来的 200/100mmHg 降到 110/60mmHg。这个收获远远超出了她来巴马之前的期望值。

而她的丈夫，作为一个亚健康的男子，从对巴马执有偏见，到下决心在巴马买地建房定居的转变。问他为什么，只是一笑“住在巴马身体好”。看来巴马给他们夫妇俩所带来的好处还真不少。

［内涵差异］有比较才能鉴别。在长寿村里，七八十岁的人，还是干农活的主要劳动力，犁田耙地打柴火；

九十上百岁的人，生活都能自理，无须他人照料。客观地说，村民的生活水准，离小康社会的生活条件，还有很大的一段距离；而他们来自大城市，60 岁开外的人抱病度日。这是多么大的反差。

［追本溯源］健康愉快的生活，与当地的物质条件，却不是呈正比例。

［寿斯·寿思］非药物治疗也非常重要。控制心脑血管疾病除药物治疗外，适当运动、合理膳食、控制体重、戒烟限酒等非药物治疗，可以有效预防和控制病情的进展。

［事实现象］**郑先生。**

上海某厂退休工程师。求医巴马最先受益者。他患哮喘病几十年苦不堪言。

1995 年一个偶然的机会，他在老年报上发现登载巴马长寿之乡的消息后，不堪忍受在上海天天打针、住院治疗的折磨，万般无奈之下，只身一人来到巴马，住进凤凰乡府，祈求能在这片寿星云集的圣地，过上幸福快乐的晚年。

凤凰小镇距县城 20 多公里。他之所以选择凤凰小镇，是因为这里有如画的风景。凤凰鸟栖息的地方，难道还不是他理想中的伊甸园吗？

凤凰乡村的宁静，可用天籁来形容，他在这里住了1个多星期，令他难受的死去活来的哮喘，开始明显地减轻，而并没有靠什么药物辅助治疗。这一来，给他求医巴马吃了颗定心丸，开始感受到了巴马的神奇，媒体报道的东西，原先让他多少还有些疑虑。

在凤凰住了3个月，告别凤凰返回上海。可惜，他的喜悦可能来得早了些，几十年的顽疾，近10年来在上海基本上是在医院里度过的，怎么可能就这样得以根治了！回到上海没几天，哮喘复发，他又住进了医院。当时他埋怨自己，真不该这么快就回上海。

出院后，他便收拾行囊，又再次来巴马，又奔凤凰去，还是住到乡下，病又不治而愈。这一次一住就是半年。半年，对一个病魔缠身又客居他乡的老年人来说，该是多么漫长的煎熬啊。可是他觉得好像只是一眨眼的功夫似的，因为住在长寿乡这半年，就像没有任何疾病一样，一身的轻松，精神上非常愉悦顿觉时光飞逝。

就这样，几年来，他先后5次来巴马小住，获益匪浅。

［内涵差异］在巴马凤凰长寿村，别样的活法，是久违了的健康生活的享受。

［追本溯源］凤凰小镇孕育过很多超百岁的寿星。每次人口普查，凤凰小镇每个时段，都有百岁老年人健在，

从未断档。

[寿斯·寿思] 调理起到营养和防治作用，且无不良反应。能不用药就不要用药，除非必须；该用药就一定要用药，遵从医嘱。

不要不停地变化新环境。在一个新环境不要生活时间太短，以免身体总处于应激调整状态，反而不利于疾病的康复。

[事实现象] **黄先生。**

42 岁，来自海口。身患强直性脊髓炎，此病在医学界属难治之症。

2007 年 3 月，他慕名来到巴马，一头扎进坡月村。人们见他的腰变成 45°角，便开玩笑的称他“45°先生”。他是花了不下 10 万元的医药费，仍不见好转，无奈之下才选择到巴马疗养的。到巴马才过了 4 个月，奇迹出现了。他的腰板慢慢就挺直了。人们问他用了什么灵丹妙药，他说啥药也没用，是托了巴马长寿环境的福啊！

[内涵差异] 健康是人类最重要的自由。——Henri Amiel（1821 ~ 1881）

[追本溯源] 托了巴马长寿环境的福。

[寿斯·寿思] 要学会自我健康管理、经营健康、转变观念，用最少的时间、资金、精力等的投入，达到最

大的健康产出。

动静不可偏废，过分静养只逸不劳，就会出现动静失调，使机体新陈代谢产生紊乱，影响健康而事与愿违。

［事实现象］**赵女士。**

辽宁省锦州市职业医师。2000 年因家庭住房装修时，甲醛及系列衍生物中毒，而导致再生性障碍性贫血。从 2000 年起自身不能造血，靠输血来维持生命。

2006 年 3 月，她来到巴马进行自然疗养，住到甲篆乡坡月村农家旅馆，过起寿乡人恬淡朴素的生活。每天漫步盘阳河畔，生饮盘阳河水。清新的空气，清淡的饮食，清心的静养。半年下来，她体重下降 15 公斤，血液化验结果一次比一次好转。到 10 月病情已基本好转的她返回锦州市。第二年 3 月再次来巴马，住了 1 个月后，又做血液检查，各项指标均已恢复正常，恢复了造血功能。

获得新生的她说：真感谢巴马让我能恢复健康。我真想好好地为巴马做点力所能及的事情。

［内涵差异］清新的空气，清淡的饮食，清心的静养。

［追本溯源］巴马让赵女士恢复了健康。

［寿斯·寿思］不要依赖某种治疗。当心治病也能致病。

［事实现象］**吴先生。**

72 岁，深圳宝安人。几年前患左右指曲卷，即手指不能自行伸直，达 4 年之久。曾在深圳北大医院、中山医学院附属医院等大医院，住院治疗好几个月，医药费花了不少，可病不见好转。

2007 年 10 月来到巴马，住在盘阳河畔的农家。神奇的是，到巴马仅第 5 天，他的手指竟然能自行伸直；不到 10 天就完好如初。这还不算，他患鼻咽炎几十年，药费花了好几万也无济于事；可是到巴马不到 3 个月，鼻咽炎已明显好转。高兴之余，他毫不犹豫地在坡月投资建房，长住巴马。

［追本溯源］人要顺应自然界变化，别和自然较劲。

［寿斯·寿思］不是什么病都需要去医院去治。

［事实现象］**王先生。**

黑龙江某学院工程师。2006 年 4 月患脑梗死后遗症即偏瘫。2007 年 4 月，到云南省昆明市疗养 4 个月。由于血压偏高，每天靠吃降血压药来控制，病情不见好转。

他于 8 月 22 日转到巴马来疗养。刚到巴马，他在老伴的扶挽下，走 1 公里路要用 90 分钟。在巴马住了 1 个月后，他的病情已有明显的好转，不用吃降血压药，血压就归于正常；走 1 公里路用时仅 40 分钟，原来没有知觉的左手显得有劲了。

再说他老伴，患有腰椎间盘突出，疼痛难忍。加上肠胃不好，凉的食物都不能吃。可在巴马仅半个月，腰也不痛了，喝生水肠胃也不见难受，食量增加，睡眠质量很好。

［内涵差异］病来如山倒，病去如抽丝。在治疗上要采取综合措施，自然疗法简便易行，可进行安全无不良反应的自我治疗。

不要动不动就用药，除非必须，别忘了还有“工娱疗”法呢。

［追本溯源］脑力、体力都需要运动锻炼，否则不是精神出问题，就是身体有病。

［寿斯·寿思］善待自己，沐浴健康，是不良情绪的释放剂，是疾病治疗的增效剂，是疾病康复的促进剂。

［事实现象］**陈先生。**

68 岁，广西某大学教授。2009 年检查发现慢性淋巴性白血病症，医生诊断已到中期。8 月份他到巴马进行自然疗法，既不打针，也不吃药。过了十几天，就感觉精神很好；过了 2 个月，又去医院复检，发现血的指标基本上都已恢复正常，白细胞、淋巴细胞、红细胞、血小板等基本都恢复正常。

［内涵差异］每个人的身体状况，在很大程度上又依赖于他所生活的地理环境、气候环境、社会环境和每个人居住的小环境。在环境中，有许多因素每时每刻地作用于人的机体。这些因素，可概括为物理的、化学的和生物学的，不仅错综复杂，且处于经常不断的变化之中。人体借助机体内在调节和控制机制，与各种环境因素保持着相对平衡，表现出机体对环境的适应能力。但是人们的这种适应能力是有限的，冰冻三尺，非一日之寒，当有害的环境长期作用于人体，或者超过一定限度，就会引起疾病，甚至造成死亡。身体好与坏都是日积月累的。环境是一个极其复杂、辩证的自然综合体，一切生物都要适应环境而生存，人类不但要适应环境，而且还要利用、支配和改造环境。

［追本溯源］饮食比药物在养生和治疗方面更重要。为医者，当洞察病源，知其所犯，以食治之，食疗不愈，然后命药。——春秋战国时期名医扁鹊。三分吃药，七分调理。调理能起到营养和防治作用，且无不良反应。

［寿斯·寿思］疾病发生大多数是日积月累形成的，而人生活习惯是一天一天重复过程，习惯成自然，这就造成一旦有一点儿对健康不利行为，日后就会放大成为疾病；况且有的疾病，只一次接触致病因素就能致病。

[事实现象] **李女士。**

75 岁，北京中石油某局职工。患头晕症，晕得看东西都不清楚，走路好像踩在棉花上似的。住过院，输过液，但均未好转。

来到巴马疗养，前 10 天还不适应，过后慢慢就有好转；过了 2 个月后，觉得大脑清醒多了，再没有那种晕晕乎乎的感觉，看东西也清楚，走起路来已有脚踏实地的感觉了。

[内涵差异] 住哪里都应当先考察山川大环境，大处着眼，小处着手，必然没有后顾之忧，而后充分保健享福。好的区域、环境交互感应可产生好的氛围，享受这个区域的天地日月星辰的氛围，使人心情舒畅、身体健康，令生活在其中的人们以良好的心态对待生活；恶劣的环境，轻者身心不安、情绪低落，重者使人患病甚至死亡。

[追本溯源] 没有空气、水、土地，人就活不了，如果空气、水、土地质量不好，则会造成生物不好，引起人生病。

[寿斯·寿思] 地质在一定程度上决定人的体质。

[事实现象] **张先生。**

76 岁。北京中石油某局高级工程师。患多发性腔隙性脑梗死20多年，流口水，白天流，睡觉流，每次睡觉醒来枕头都湿透了，打哈欠，脑供氧不足。经过中西医治疗都没有效果。

来到巴马后，每天都到负氧离子浓度很高的百魔洞去吸天然氧，该洞负氧离子浓度高达9万/cm^3。经过1个月的疗养，口水不流，打哈欠已有很大的改善，虽然还没有完全消失，但症状有很大的改善令其非常高兴。

［内涵差异］参见王先生中的［内涵差异］。

［追本溯源］参见王先生中的［追本溯源］。

［寿斯·寿思］参见王先生中的［寿斯·寿思］。

［事实现象］**周先生。**

80岁，广西某大学教授。睡眠障碍十几年，高血压，脚底发烫等不适症状。医生诊断为酸性体质引起的疾病。每天要服4种药，如降压药、安眠药等。

2009年慕名来巴马养生，每天到盘阳河中去泡水，每天泡1~2次。自来到巴马1个月后，已停服了3种药，症状就已明显好转，血压已控制很好，睡眠也好。其目标是通过自然疗养一段时间，把药全部停掉。

［内涵差异］睡眠是身体自我调整时刻，你挤占了睡眠时间，它就挤占了你健康时间。睡“补”，睡出健康来！还无不良反应，比服补药效果好多了。

［追本溯源］脚底发烫与体液酸化有关，而巴马盘阳河水是弱碱性水质，pH 值为 7.6～8.4。

［寿斯·寿思］睡觉睡到自然醒，在快节奏的都市生活中，似乎成为奢望。生活条件虽好了，身体条件却差了。

［事实现象］**徐女士。**

80 岁，广西某学院退休干部。从 1979 年起患高血压，一直天天吃药没断过。

2009 年来到巴马疗养，半个月后，量血压已是正常范围内，感觉精神好、吃得好、睡得好。血压平稳是最大的收获，免除了几十年天天吃药的痛苦。

［内涵差异］选择有利于心脑血管疾病康复处居住。在天文学、地理学、地质学、生态学、环境学、气象学、水文学、生物学、信息学、建筑学、美学等有机的结合和科学的指导下，审慎周密地考察、了解自然环境，利用和改造自然，创造良好的居住环境，赢得最佳的天时地利与人和，达到天人合一的至善境界，科学选址，优选定居。

到适宜人生存的环境中去生活。人们的适应能力是有限的，当有害的环境长期作用于人体，或者超过一定限度，就会引起疾病，甚至造成死亡。人类不但要适应环境，而且还要利用、支配和改造环境。脱离不利于健康的环境，心脑血管疾病患者可通过充分利用自然条件避暑、爬山、游览和散步，使心血管系统的功能得到锻炼。

［追本溯源］原生态的环境综合作用的结果。

［寿斯·寿思］**牛羊择水草而居，鸟儿择良木而栖，动物竟能如此择优，人类更应该有选环境，择优而居了。**

［事实现象］**邱先生。**

70 岁。2009 年检出肺癌晚期，拒绝化疗。

于 2010 年 12 月到巴马疗养。坚持生饮巴马矿泉水。过 2 个月后，开始有排毒反应，胸口疼痛逐步好转；半年过去，他以红润的脸庞、壮健的身躯回到江西老家，把周围的熟人都吓坏了。肺癌晚期且两年没有音讯的老人，突然出现在人们面前，能不说是神奇?!

他介绍说，2010 年 12 月到巴马，走路像风吹树叶一样，摇摇摆摆，上楼是借助双手慢慢爬上去。别人都说这老头不会活多久了。可是巴马盘阳河畔秀美的田园风光、清新的空气、清洌的甘泉，使他精神为之一振。他坚信只要不丧失信心，在这样的环境下养生，肯定会有收获。他坚持每天到泉水口去接水，每天晒 2 个小时的太阳，早晚漫步盘阳河呼吸清新的空气。功夫不负有心人，

2个月过去，他的病情已发生了根本的变化，胸口的疼痛消失了，生理上各种功能都已恢复正常。刚到巴马时，因体质很差，想多睡一点都不成，浑身疼痛；现在总感觉睡不够，很能睡。从体力恢复的效果看，已能一口气走完度假村后几座山头1000多米的游览步道，相比刚到巴马之初连2楼都上不了，简直是奇迹。

［内涵差异］问他为何有这般疗效时，他说："是巴马的养生环境好，特别是巴马的水辅助治疗的结果。"

［追本溯源］病、亡专找"软"的欺负。

［寿斯·寿思］"生、长、壮、老、死"，是人生命必然经历，对任何人都一样，关键是要正确对待生命、生存、生活。

七 长寿的密境探索

［事实现象］**长寿村——平林村。**

巴马那桃乡平林村，位于巴马南部丘陵与石山交错的山区，是一块小盆地。东有设苗山，北有加朋山，四面山脉相连，有龙腾虎伏来脉，风水格局完全符合“藏风得水”的原则，东边有赐福湖环绕，居住地海拔比盘阳河面高出200多米，整个平林村呈山环桶形。每天早晨，这一带都笼罩在雾海之中，云蒸霞蔚甚是美丽。

难怪平林历朝历代都曾养育过众多的百岁寿星、长寿老人。斗转星移，时光荏苒。平林村也发生了很大的变化。由于距县城10公里，交通便利。其间环境清幽，田园似锦。星罗棋布的壮家小洋楼，掩映在绿树翠竹之中；一棵棵参天古树，像一把把遮天的巨伞荫垂山民。四象俱全的风水布局，使得平林绝对是非同寻常的人居宝地。

如今，区区4800多人口的小村子，根据2009年统计数据表明，就有30多位高龄寿星在世，其中超百岁的2人，98岁的2人，97岁4人，90~96岁的21人。高龄老年人占人口比例，高居全县其他村之首，是名副其实的长寿村。

［内涵差异］在漫长的历史过程中，传承的风水文化，不可避免地渗入了一些纯迷信的东西，导致人们对风水褒贬不一。如何用辩证、理性的态度去理解风水，其实它就是一种讲究人与自然如何相处的科学理论，其根本的目标是追求有利于人生发展的生活环境。

选好住处要将天、地、人纳入一个大系统中综合考虑。好地方与地理、气候、环境有密切的关系，单从气候条件来说，适宜的气候和丰富的植被就为人类造就了舒适的生活环境，有益健康，利于长寿。

观察天空，注重太阳、月亮、宇宙星体对人类的影响，注重采光对人的作用。中国大部分陆地一年四季的阳光都由南方射入，朝南的房屋便于采光。阳光对人的好处很多：可以取暖，参与人体维生素 D 合成，小儿常晒太阳可预防佝偻病，阳光中的紫外线具有杀菌作用，可以增强人体免疫功能等。

阴阳平衡，住房要坐北朝南，不仅是为了采光，还为了避北风。中国的地势决定了其气候为季风型。冬天有西伯利亚的寒流，夏天有太平洋的凉风，一年四季风向变换不定。要避免寒、凉的西北风。

分辨质量。五行相生相克，注重空气、水、土地的质量对人的作用。山体是大地的骨架，水域是万物生机的源泉，空气被人呼吸，水被人喝，土地种庄稼后被人吃。空气、水、土地，是人类赖以生存的最基本的物质，如果空气、水、土地的质量不好就会引发多种疾病。因此，要考察水的来龙去脉。

观察地形。天地人合一，注重空气形成的空间、水形成的江河湖泊、土形成的山岗岭脉，地形地貌对人的作用。地形地势要符合山环水抱、依山傍水的格局。先从大的区域、大的环境优选住地，再从小的区域环境中优选住地。从大环境观察小环境，便可知道小环境受到的外界制约和影响，诸如水源、气候、物产、地质等。任何一块住地表现出来的好坏，都是由大环境所决定的，就像测量血压要是高的话，就可知身体的一般状况，因为这是由心血管的功能状态所决定的。只有地形地势完美，住地才完美。

选择位置。注重住房的位置选择和方向选择。

［追本溯源］风水，是古代中国人在长期的生产、生活实践中，形成的一门关于选择环境的学说；简单地说，是人们生前生存环境和身后墓葬环境的选择和处理。

风水学最讲究“聚气”。汉《葬经》指出“气，遇风则散，界水则止”。这种“气”不是空气的气，而是由天地山川空间流通、会聚、孕育、体现出来的，一种只能意会，不能言表，不可测量的东西。

人们选择环境，其标准是能否“聚气”。而“聚气”的原则就是“藏风纳水”。由于“气”看不见、摸不到、嗅不到，仅能通过理性的判断，结合周围的山川布局来做出抉择。这就是风水学说过于抽象的地方，是常人最难把握风水技巧的关键环节。

巴马人居环境中风水格局，与长寿现象的形成，很难三言两语就可解释清楚。其实大多数巴马人，并不懂得高深的风水学说；先前也并无想通过风水的选择，来达到长寿的目的。如果说风水与长寿现象，有什么因果关系，那也只能说是一种巧合而已。

［长寿因素］有利于人生发展的生活环境。

［寿斯·寿思］选择环境好的地方居住。身体倍儿棒是健康长寿的先决条件。

［事实现象］**气穴之谜——巴马城府之地。**

巴马城府之地，坐北朝南定位之后的环境风水：东有邕马山即“青龙”，西有定金山即“白虎”，北有罗旁山即“玄武”，南有鸣凤山即“朱雀”。金水河自西向东抱城而过，南边还迎来设车小河相辅，相对于罗旁山做的靠山，前有通往田阳方向的空间和巴徐山作案台，后实而前虚，北高南低。东边的邕马山高于西边的定金山，呈青龙盖白虎之势，地理俗言：青龙盖白虎，代代驻官府，是吉利之地无疑。此外，东、西、南三边山脉蜿蜒相连，形成藏风得水的地理布局；而东北向的通道又如气孔，有利盘阳河的水气进入和迎紫气东来，使本来的气场得到加强。

从地脉上看，巴马文化街是此处风水环境里的气穴。远在明朝时期，田州府设置邕马巡检司时，治所就选在文化街一带。1935年成立万冈县，县府设在今县公安局处，当时选定这里为治所，是秉承“藏风得水”，有利于聚财聚气、宜人宜物的理念而定的。

2000年第5次人口普查发现，在巴马县城的几位百岁寿星、长寿老人都是居住在文化街一带，而90岁以上的高龄老年人比比皆是，巴马文化街一带便成了气穴之谜，应了古人“地势好亦居者安”之说。

[内涵差异] 自然环境优美、依山傍水、蓝天、白云、青山、碧水、空气新鲜、负氧离子浓度高、海拔高度适中在1500~2000米、阳光充足、年均阳光日照时间长、气候温和凉爽宜人、冬无严寒、夏无酷暑、年平均气温18℃左右、相对湿度为30%~60%、气温湿度气压均较低、环境净静、无噪音干扰（噪音限值为36分贝以下）、生态环境好、没有工业和“三废”的污染、水源头弱碱性泉水和土壤中含有对人体有益的矿物质和非常丰

富的微量元素、地势平坦的地段或平整的高地、人口密度低、民风淳朴、居民普遍长寿以上这些因素具备的地方更适宜人类居住。

比如，海拔1500～2000米的山区，有茂密的森林，草木散发出的芳香性挥发性物质有一定杀菌作用；清泉汇成壮观的瀑布，飞溅的水滴使周围阴离子富集，空气格外清新，呼吸这样的空气，可镇定情绪，改善肺的换气功能；壮阔的自然景观、宁静透明的天际或变幻无穷的云海，都令人心旷神怡；因远离闹市，人口密度低，环境幽静，居住较分散，无噪音干扰，传染病也极少流行，基本没有工业“三废”的污染。气温、湿度、气压均较低，气候凉爽，山涧泉水不断，饮水也极为清洁，这种种因素均能促进人体的新陈代谢，调节机体功能，是有利于身体健康的地理环境。

［追本溯源］风水学说认为，理想的住宅风水格局，要求屋子坐北朝南，屋后有靠山，山环水绕，后实而前空，左“青龙”、右“白虎”、后“玄武”、前“朱雀”的山脉布局，前方不远处，最好有水塘或有弯曲并向住宅两侧收拢的河流。这样的地理环境布局，才符合“藏风纳水”的原则，才能生气、聚气，方为上宅。

坐北朝南的村子，为什么强调东边的青龙山要高于西边的白虎山，北边的玄武山要高于南边的朱雀山？这种“四象”俱全的风水格局，一方面有利“聚气”，因为“气”随风走，乘风则散，如果东部和北部有高山，就能有效地抵御东南风和西北风的袭击，保护生气的形成；另一方面，有利于雾气产生。

1810 年嘉庆皇帝给 142 岁的瑶族老年人蓝祥的贺寿诗中“烟霞养性同彭祖”之句，说的是雾气缭绕的地方，人就能像彭祖那样长寿。这种四面环山的居住环境，自然形成了一个大气场，产生足够的“气能”作用人体，而有利于健康。

［长寿因素］参见长寿村——平林村中的［长寿因素］。

［寿斯·寿思］参见长寿村——平林村中的［寿斯·寿思］。

［事实现象］**长寿屯——巴盘屯。**

从巴马县城出发，沿 208 线巴凤公路，到 47 公里路牌往北看，那个依山傍水、掩映在绿树翠竹中、坐北朝南的村庄，便是闻名遐迩的长寿屯——平安村巴盘屯。巴盘屯是个不足 500 人口的小村子。

风水特征：村庄坐北朝南，后实前空，村前河道迂回，山环水抱，有地气回旋，有水气扑面。

有一汪碧水，盘阳河从村前流过，河里鱼虾欢畅，岸上牧童放歌。行人过此，田园舒朗的情调令人遐思：是一块宝地，宜人宜物。风水好，文风盛，地灵毓人杰。巴盘屯户户出秀才，每户至少有一个人外出当教师，这个现象在中国尚未实行改革开放以前，算是不错的名气了，故被县政府授予“教师村”的称号；近年来，巴盘屯又因长寿老年人多，而被人们普遍称作“长寿村”。

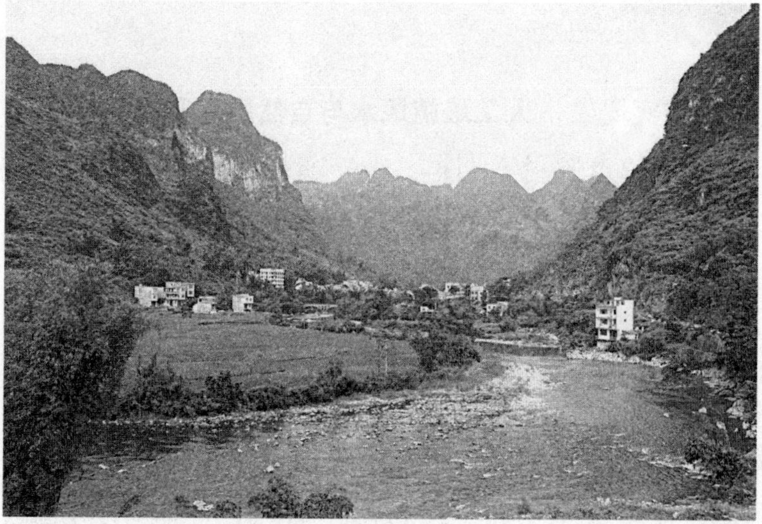

图 12　巴盘长寿屯全景

［内涵差异］地理环境客观上为巴盘人健康长寿，提供了先天的优越条件。这里物质生活条件并不富裕，但却拥有一流的生活质量。

［追本溯源］巴马长寿现象，经过科学家的考证，主

要因素是生态环境优越；用中国传统医学认为的“天人合一”观点，来审视巴马，这里的寿星之所以生命有序，恒久不衰，得益于仁德思想的传承……

［长寿因素］生态环境优越。

［寿斯·寿思］长寿要做到不死亡、少生病、慢衰老。

［事实现象］**人工培植风水与自然风水有机结合。**

巴马镇盘阳村亭旧屯，位于盘阳河北岸。田畴纵横交错，土肥水美；放目远眺，悠远之山头峰秀如螺；又得村前明塘众星伴月映于波心；山尖如笔，水蓝如黛，有文脉冲涌之势。当是富庶之地无疑。

然美中不足者，虽有龙伏虎伏来脉，却因气运有阻，脉理不畅。如无神明相助，断不能生才。必须人为培植风水，征瑞气于千秋，增村脉于万代，方能补其所缺，至善至美。

说来也怪，自建文昌阁后不久，村里学子黄仲杰就先后考入百色第5中学，后升学至广东大学。由于品学兼优，于1926年，由国民政府送往莫斯科孙逸仙大学留学。

更有甚者，自得阁楼相济，村脉、村气勃发。昔日从不曾有过花甲长者，多为下寿；如今，庶民安居乐业，耄耋长者如云，更有人瑞于世，人寿年丰，平安多福。

［内涵差异］如果说自然风水中的积极因素，能为人们创造一个良好的居住环境，这种居住环境的确能对人生的发展，对人们健康与长寿，起到某种潜在的积极作用是有据可循的话，那么，人工培植风水与自然风水的有机结合，当是风水文化的另一种境界，是风水学说上的有益补充。

在这僻壤之地，能毓化出前提及的才子，千载之大幸也。可谓人才济济，文运中兴，胥赖人工培植之风水所及；嗟呼！众多百岁寿星、长寿老人健在，沾神灵之雨露，沐帝泽之甘霖是也。此乃风水化煞纳吉之功耳。

［追本溯源］1896 年，村中黄桂华、黄桂芳、黄桂心等明智之士，倡议筹资建造供奉主管人间功名利禄的文昌帝君之文昌阁，奋志谋工五载而告竣。阁高三层，立于村东，气宇轩昂，文采飞扬。且看阁楹窗联，亦知阁楼巍峨之全貌。

2 楼门联：

文可安邦，泽备定章文及弟

武能定国，恩谭及弟武威扬

横批：桂籍宫

东面窗联：

瑞月临窗近

祥云绕户新

横批：新风

西面窗联：

武烈皎云汉

文光射斗牛

横批：浩月

3 楼门联：

魁首文章同北斗

星星气象伟南天

横批：魁星楼

东面窗联：

玉楼花酒夜

四壁画诗书

横批：起风

西面窗联：

双眸观北斗

一笔穿春风

横批：腾蛟

［长寿因素］后天因素影响长寿的比重最大。

［寿斯·寿思］健康状况很大程度依赖于所生活的环境，身体好与坏都是日积月累的结果。人适应能力有限，

伟人改变环境，能人利用环境，凡人适应环境，庸人抱怨环境。

［事实现象］**巴马地貌特征。**

北部石山，南部土坡。石山为阳，土坡为阴。盘阳河从石山与土坡的交界处流过，将巴马一分为二，达到了阴阳平衡。

巴马雨热同季，使得该地区的空气湿度保持在50%上下，保持了空气中干湿平衡。这种气候条件适合植物生长，更适合人类居住繁衍生息，是最佳的生存环境。

巴马地表普遍分布有第4系淋滤型含锰矿堆积层，导致土壤普遍锰矿化。土壤中高锰、锌，低铜、镉的微量元素含量分布是巴马的优势之一。

巴马的水属优质的天然活性水，呈弱碱性，除了达到国家饮用水卫生标准外，还富含人体必需的诸多矿物成分，长期饮用有利于健康。

巴马水源丰富，植被丰盈的自然环境，使空气中负氧离子浓度高。盘阳河流域空气中负氧离子浓度，达到1万个/cm^3以上。

［内涵差异］五行学说博大精深，常人不易理解；而指导性的理论，却渗透到人们生活中的各个方面。

五行属性与巴马长寿环境物质的对应关系：

石头（金属）——金——地磁强度适宜

河流——水——优质的天然活性水、弱碱性

植被——木——空气负氧离子浓度高

阳光——火——日照、远红外线丰富

土壤——土——矿物质、微量元素锰、锌等

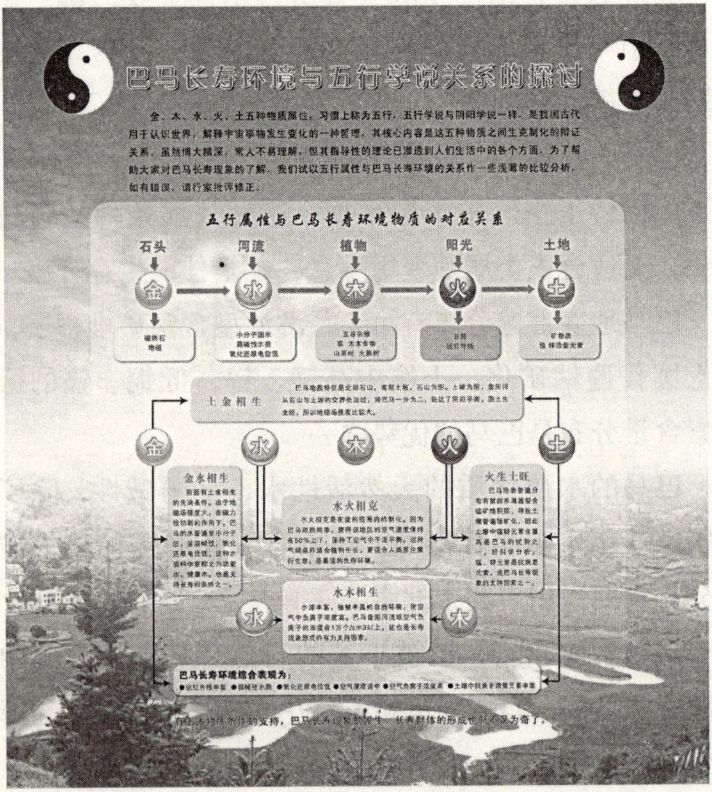
巴马长寿环境与五行学说关系的探讨
金、木、水、火、土五种物质属性，习惯上称为五行，五行学说与阴阳学说一样，是我国古代用于认识世界，解释宇宙事物发生变化的一种哲理，其核心内容是这五种物质之间生克制化的辩证关系。虽然博大精深，常人不易理解，但其指导性的理论已渗透到人们生活中的各个方面，为了帮助大家对巴马长寿现象的了解，我们试以五行属性与巴马长寿环境的关系作一些浅薄的比较分析，如有错误，请行家批评修正。
五行属性与巴马长寿环境物质的对应关系
石头
河流
植物
阳光
土地
金
水
木
火
土
土金相生
金水相生
水火相克
火生土旺
水木相生
巴马长寿环境综合表现为：

图13　五行属性与巴马长寿环境物质的对应关系

［追本溯源］五行学说是中国古代思想家企图用日常

生活中习见的木、火、土、金、水五种物质，来说明世界万物的起源和多样性的统一，具有朴素唯物论和辩证法因素的观点。与阴阳学说一样，是我国古代用于认识世界、解释宇宙事物发生变化的一种哲理，其核心内容是这五种物质之间，生克制化的辩证关系。五行调合，养生有道。

因金土相生，土生金旺，所以地磁场强度比较大。因水火相克，是度的范围内的制化。因火生土旺，导致土壤普遍锰矿化。因金水相生，前面有土金相生的先决条件，由于地磁场强度大，巴马的水属优质的天然活性水，呈弱碱性，长期饮用有利于健康。因水木相生，空气中负氧离子浓度高。

古人云：一方水土养育一方生灵。可见环境对于生命的重要程度。

太阳是个无价宝，常晒太阳身体好。阳光中的紫外线具有杀菌作用，可杀灭空气中的致病微生物；照射皮肤还能使体内生成维生素 D，强壮骨骼，可预防骨质疏松发生；多晒太阳以延长光照时间，这是调养情绪的天然疗法；太阳光还能给人以青春的活力，提高机体的免疫能力。因此，人要做“向日葵”。

经科学分析，锰、锌元素是抗衰老元素，是巴马长寿现象的支持因素之一。空气中负氧离子浓度高，是长寿现象形成的有力支持因素。有上述物质条件的支持，巴马长寿现象的发生、长寿群体的形成，也就不足为奇了。

［长寿因素］巴马长寿自然环境综合表现：空气中负氧离子浓度高，空气湿度适中，优质的天然活性水、呈弱碱性，土壤中抗衰老微量元素丰富，地磁场强度适宜，远红外线丰富等。

［寿斯·寿思］人是在特定的自然环境下生活的，生存状态的好坏、生命质量的高低、寿命的长短，均与居住环境优劣，有很大的关系。

八　圣地的传奇见闻

［事实现象］**长寿街——巴马文化街。**

巴马城内有一条人们既熟悉又陌生的旧街道，街道设有新华书店、镇卫生院、城厢小学、巴马民族师范学校、巴马中学等单位。1966 年进行街道建设，因属文化区域，政府给定名为文化街，沿袭至今。

不知何时，人们不经意间在这条喧声鼎沸的街道，发现了一个令人惊奇的现象——百岁寿星、长寿老人特别多。仅从单号门牌 61～145 号这一排 40 多户居民中，竟有 5 位超百岁长寿老人，比例之高国内罕见。当中有壮族，也有汉族；有当地人，也有外籍人。他们走过了百年沧桑的岁月，皱纹压迫下的眼睛依然炯炯有神，闪烁的是平和智慧的光芒。

几位百岁寿星、长寿老人共同见证了，巴马文化街从诞生到现在的巨大变迁，也见证了巴马成为世界长寿之乡的历史过程。1978 年有关媒体首次报道巴马长寿现象，刊用的第一张巴马长寿乡人瑞照片，就是巴马街上的百岁寿星、长寿老人黄娅梅。他们所经历的沧桑岁月，极大地丰富了巴马长寿文化的内涵。

国家第 4、5 次人口普查发现，巴马百岁寿星、长寿老人中几个识字的都是居住在巴马文化街：读过私塾的王云珠，上过初中的梁增盈、邓佩林。黄凤兰虽然没有上过学，却身怀绝技，剪纸、绣花是行家里手，是巴马寿星群中少有的艺术人才。邓佩林书写的孙中山遗嘱条幅书法作品，线条遒劲飘逸，结构严谨，笔飞墨舞间折射出她睿智的光芒。他们的晚年生活因拥有知识而过得充实浪漫，读书、写字、听音乐；她生活的另一个侧面，便是修心静养，在属于她的那片小天地里，门板上她亲手所书“行人止步”，警示别人不要干扰她宁静安逸的生活，不难看出，她的生活节律，也像她的书法作品一样有章有法。

［内涵差异］巴马民族师范学校，在麒麟山下营造的桂岭碑林，是文人墨客逸趣境界的理想追求的结果。整个碑林的创意和表现手法，成为一件高雅的艺术作品，是人们公认的。要是说桂岭碑林是巴马长寿文化的灵魂，那也是恰如其分。碑林最高处的金冠亭左侧，碑墙上“惟仁者寿”“行善者福”，及富含哲理的诗辞歌赋，字里行间无不折射出仁德思想对长寿的影响。

在清代，嘉庆和光绪两朝皇帝，就曾关注到了桂西的长寿现象，尊称该地区的百岁寿星、长寿老人为“陆地神仙”，并赐诗贺寿。“烟霞养性”“道德传心”“惟仁者寿”等御言，说明当朝皇帝的理想与追求，已不再是什么仙丹妙药，而是定格在中国传统的道德文化上，“厚德载物，寿在乎仁”才是长寿的良方，可见德行修养在封建时代，就已经成为人们追求健康长寿的砝码了。

龟一直是人们用来象征长寿的圣物。在碑林深处，有一尊天然巨石，姿如龟卧，探头东望，莞尔迎客。相传几万年前，寿龟离开东海到麒麟山游玩，迷恋此处山色美景，宁做麒麟客，不做东海仙，随而插身麒麟圣土，安居山林，传颂寿经。巴马文化街就位于山脚下，近水楼台先得月，想必是托了麒麟山寿龟施显灵气之福，而长寿者众。

麒麟山下的文化街，有人类的希望和梦想……

[追本溯源] 巴马文化街原来的俗名“广署”已淡出了人们的记忆。

巴马的前身是万冈县，1935 ~ 1950 年。巴马文化街北际的麒麟山上，耸立着见证万冈县诞生历史的镇冈炮楼，与笑狮、鸣凤二山呈鼎立之势，是万冈县当时重要的军事设施。县府大院就选在镇冈炮楼的山脚下，文化街的东北隅。衙门与炮楼居高临下，这种布局当时是煞费苦心。

相传，当年万冈县治所选址方案有三个地方：盘阳、平林、定马。三个地方各有优劣势，令官员们莫衷一是。最后，干脆由地理先生以称土的轻重，来个一锤定音。采自三个地方的土壤，同样的容积分别过称，选最重者一方为治所，结果是定马毫无悬念的胜出。

从今天的发展态势来看，不论是区位优势、交通条件，还是空间、面积，当时的选择无疑是正确的。人们常用人杰地灵来褒扬一个地方地理位置优越而出现人气兴旺的现象，说不清，巴马文化街的长寿现象，与地脉、地气有什么必然的内在联系。

［长寿因素］优越环境的综合作用。

［寿斯·寿思］健康长寿涉及情志、环境、四时、饮食、睡眠、运动、体质、房事、保健、防病、药物和因人养生等。

［事实现象］**长寿花——巴盘 7 朵。长寿花即指女性。**

50 年前，巴盘人祖祖辈辈通往外界的，就是一座简易的横跨河面的木桥；20 年后改建成铁索桥。走在桥上，飘飘若仙。这晃呀摇呀的生活脚步，倒给人以慢三或快四的感觉，从不敢放稳脚跟，人也都轻巧了起来。这一步三摇的桥，摇出了巴盘人坚毅向上的品格，摇出了个秀才村、教师村和长寿村。这日夜摇晃的桥，不知承载了多少行色匆匆的脚步，也不知凝聚了多少风霜雨雪的泪痕。巴盘的往事，早已随桥下汩汩奔流的盘阳河，消逝得很远很远了……

其实，巴盘屯引起世人关注是近10年来的事。很多外地人知道巴盘而不知巴马，就像外国人知道中国有个桂林，而不知道有广西。理由很简单，“桂林山水甲天下”家喻户晓，妇孺皆知，“宁做桂林人，不愿做神仙”是诗人赞美桂林的诗句。而巴盘，既没有漓江的神姿仙态，也全无桂林市井的车水马龙，平静之中却令人刮目相看。那是因为“长寿村”的美名令中老年人心动，有些外地人来到巴马后，就直奔巴盘去了。“早知世上没有长生不老药，不如到巴盘仙境宿一夜”，当代文人如是说。养育百岁寿星、长寿老人的巴盘，如天籁般的宁静秀美，怎不令人神往。

50多年来，仅巴盘小村就有十几位老年人，活过百岁后才相继仙逝。至今，仍有7朵长寿花在2009年的春天里争媚斗艳，使巴盘更显出她迷人的芳姿。黄妈伦、黄妈霖、杨妈仁、黄妈坤、黄奶干、黄妈文、黄妈松谋等。当中花期长的已过百岁，短的也超过92岁。她们精神矍铄，行动自如，不显龙钟之态；非但生活能完全自理，还能下地劳动；眼不花，耳不聋，手不抖，腰不驼。

说实话，如不报出年龄，给人的印象也不过是七八十岁的老年人。因为都显得那么年轻，美丽依然。

黄妈伦、黄妈霖，这对堂姐妹，正值花季，就因父母之命，嫁出了巴盘；而杨妈仁、黄妈坤、黄奶干、黄妈文、黄妈松谋等，还是豆蔻年华，也就媒妁之合，嫁进了巴盘。80 年前，她们各自带着嫁妆，从村前摇摇晃晃的桥上走过，谁也不曾想过，在经历几十年的沧桑后，还能在 2009 年的春季里相聚，成为世人惊羡的 7 朵长寿花。

7 朵长寿花中，排行老大的黄妈伦 108 岁，性格开朗，知足常乐，平静的心态使她在经历百年沧桑后，仍风韵依旧，不屈的身姿有如出水芙蓉，亭亭玉立，最让人难忘的是她那永恒的微笑。

一生养育了 15 个孩子的黄妈霖，付出的艰辛，是常人难以想象的。她肤色白皙，气色红润，只是满头的白发告诉人们，她已是一位世纪老年人了。她神态安逸，像朵洁白的洋玉兰，闪亮迷人。

杨妈仁对生活没有太多的苛求，随遇而安。年轻时长得如花似玉，出落得像朵娇媚高洁的白牡丹，光彩四射。百年后还耳聪目明，富态安祥。

一生坎坷的黄妈坤，婚后 10 多年还未生育，而差点被丈夫休掉。她四处求医，修功积德，终于晚年得子，现已4代同堂。因天伦之乐来得稍晚，得名“晚香玉”。这花，愈晚香愈烈，愈晚色愈浓。

低眉垂袖、菩萨心肠的黄奶干，一位典型的传统女性。在年青时代，就投身参加革命活动，出生入死而被称为木棉花即英雄花。今享受红军失散人员待遇，安度晚年。

文文静静、老老实实的黄妈文，在90岁后眼睛得以复明，现在还能穿针引线，呈返老还童之态。有双晶莹明亮的眼睛，也就有了电灯海棠之芳名。

黄妈松谋年仅95岁，为7朵长寿花中的小妹妹。她心底无私，心静如水，与世无争。似深谷之幽兰，不因无人而不芳，称之为兰花奶奶，很是亲切。

巴盘因长寿而闻名，很多外地的中老年人，遁迹来巴盘小住后，就舍不得离开，目的只有1个：购买光阴，寻找健康，寻找健康长寿的金钥匙。

巴盘青山依旧，盘阳河水依旧，那留下无数百岁寿星、长寿老人脚印的铁索桥摇晃依旧。到底是巴盘的山，还是巴盘的水，还是巴盘人自身的德行修炼，使得这里百岁寿星、长寿老人辈出，人瑞若仙？

在春风里摇曳的巴盘7朵长寿花哟，花香飘万里，万里飘香长寿花，说远了。

［内涵差异］鲜花是人们用来传达爱情的信物。巴盘

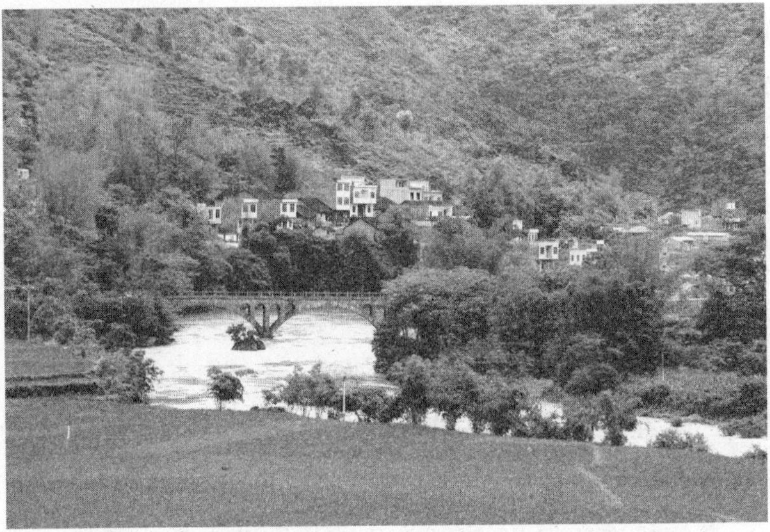

图14　巴盘屯

7朵长寿花，在属于她们还年轻的那个时代里，其爱情生活有多浪漫，深埋在她们心底深处的秘密不便打听。可她们用自己的勤劳、美丽与贞操，把对爱情的理解，用血与汗水作介质，写进心灵深处，写进日出而作的劳动中，写在希望的田野上，写在秋天的收获里。她们的笑容比鲜花更为绚丽，在时光流逝的长河中，把爱情演绎得近乎完美，那就是婚姻生活从一而终。

巴盘7朵长寿花共同的心声：感谢巴盘的圣土养育了她们，也感谢盘阳河和长寿圣水的浇灌，使得她们生命之树常青，艳丽的花期不败……

［追本溯源］巴盘，壮语意译为斜的山坡。说来也奇怪，该屯的先民为何不择一块平地而居，却偏偏选择这片不低于40度的斜坡落脚？至今繁衍了多少代？村里的人谁也说不清。也许先民们相中这个地方，在考虑了交通不便、村脉陡势的不利因素的同时，还是另有所谋吧！

长寿基因是国际学术界公认的长寿根源之一。遗传学调查显示：长寿有明显的遗传倾向，有家族聚集性的特点，是巴马人长寿的关键因素所在。巴马地区的长寿老人表现出明显的家族聚集性。在大多数长寿家族都能找到前辈长寿代表，巴马的百岁家族很多，百岁父女、母子，百岁兄弟、姐妹不稀奇。但并不是因为有了长寿基因就能长寿。巴马县老龄委对144位长寿老人的调查表明，祖父母寿命超过70岁的分别占29%和38%，父母寿命超过70岁的分别为41%和37%。

［长寿因素］遗传倾向。

［寿斯·寿思］一生清苦却始终乐观向上，对生活充满希望，终生辛勤劳作，百岁后仍以家务劳作作为乐趣。

［事实现象］**长寿乡——所略乡。**

从巴马县城出发西行，沿弯弯山路扶摇而上，只见车上的海拔高度测量仪指示一直在跳格。爬完6公里长的岩足坡，车子在坳口打个回头弯后，便急急地跌进所略乡的怀抱里了。

一霎时，凉意扑面而来，所略乡地势海拔，比县城高出 300 多米，温差 3℃左右。大暑季节，高楼林立的县城，蒸笼似的酷暑难耐，人们挥汗不止；而在所略，一到下午就凉风四起，傍晚寒气袭人，夜晚没有棉被，是无法入睡的。大暑季节尚且如此，故所略一直被称为巴马的高寒山区。凉爽的气候条件，使这里俨然成一处得天独厚的人居宝地。

所略，满眼都是绿色，绿山、绿水、绿云、绿雾，置身其间，陶然如醉。绵延千里的丘陵，像翠绿色的天鹅绒地毯覆盖着；抬眼高处，又是一幅幅青绿山水画，令人目不暇接。这幅绿色基调的巨幅画作，大多数色块都是由绿色的油茶林点缀而成。而让人想象不到的是，所略的油茶林，90% 以上是由姑娘们恳植出来的。犁地耙田，外出挣钱是男人们的事；姑娘们一有空就上山开荒，种油茶。年复一年的努力，硬是把一座座荒坡，装扮成一片片绿丘。

全乡油茶种植面积有好几十万亩，加上原始生态林，全乡的林木郁闭度达 90% 以上。真是“云间峰影千层翠，烟外林光一带横”。所略姑娘们把青春和汗水，都奉献给了油茶林，美化了家园，创造了财富，创造了甜蜜的生活。与其说所略的山川秀美，不如说是所略姑娘更妩媚。

自然美、传统美、现代美交织在一起，俨然桃源仙境之幽，春天花园之美。纵目所至，哪一处胜景不迷人，哪一朵鲜花不娇艳？外乡男子走进所略，陶醉的是姑娘们的神采，不能自已的是隐隐萌动的情愫，为之动情倾心，如同醉饮琼浆玉液，乐不思归，愿把柔情的种子，播进所略这片美丽多情的土地，去实践当地俗话说的“十个上所略，九个得老婆”。

山高林密、沟壑纵横的所略，无处不涌泉。不管你走到哪一个角落，都有泉声入耳，都见泉影相随。泠泠淙淙的小溪，或轻歌慢舞，或低吟浅唱，风情万种，仪态万千。先民们古来择泉边而居，与泉为友，因此，所略人对泉水有不一样的感情，视泉水如神灵，恭敬以礼。

大年初一凌晨，姑娘们都要到泉水边，去喝一口伶俐水。传说是喝了伶俐水，人就变聪明，心灵手巧。挑回一担新水，也就挑回了对来年五谷丰登、六畜兴旺、人丁安康、合家欢乐的希望。七夕这一天，姑娘们便相约到泉边沐浴圣水，祈求仙姿芳容，遐想牛郎织女鹊桥相会，憧憬美好的生活；而老年人则用瓶子到泉边装回七夕水，认为这一天的水，是观音菩萨所施的圣水，内饮、外擦能治百病……

所略乡居住有壮、汉、瑶 3 个民族。2006 年统计数字表明，3 万多居民中，竟有 9 位超百岁寿星健在，百岁长寿率为2.75/万，是名副其实的长寿之乡。110岁的黄娅英五代同堂，是3个世纪的见证人。她自述之所以不远嫁他乡，是因为舍不得离开家乡如画的山水、宜人的气候、飘香的茶油以及勤劳善良的姐妹们。

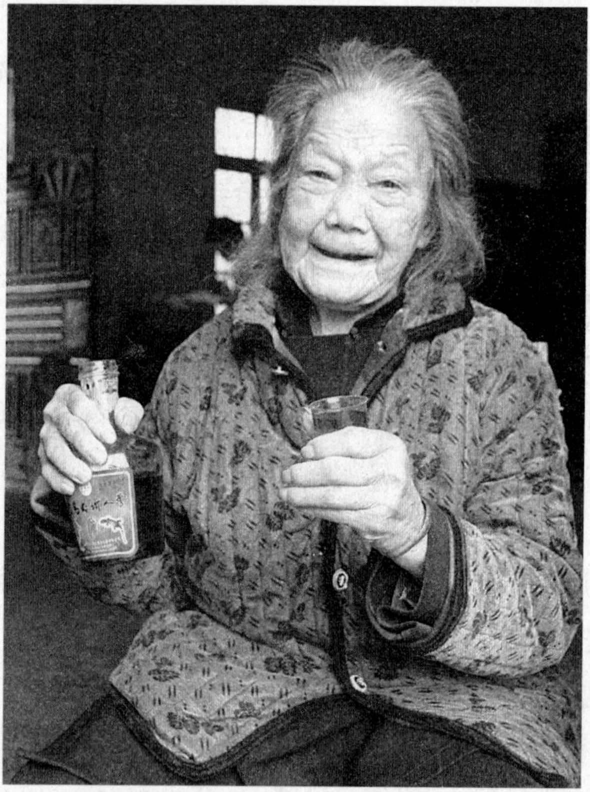

图15　黄娅英，3个世纪的见证人

［内涵差异］所略俗名叫布所，“所”是壮语方言老

实的意译，“布所”是指老实的人。“所”的人最讲礼仪、讲理性、讲人性。以此为修身立命之本，属于孔子主张的“仁德润身”的道德范畴。得世人公允为“布所”的所略，足见此地庶民自古以来，就有良好的道德风范昭示于世。所略人因善而美，也因“所”而长寿。

满山遍野的茶油林，共同见证了所略百岁寿星、长寿老人的勤劳与美丽。漫步在这无边无际的茶油林，抚今追昔，仿佛看见百岁寿星、长寿老人们昔日躬耕山林的身影，能嗅出他们青春汗水的气息。百年油茶树果实满枝，百岁老年人儿孙满堂，人与自然和谐相处，相映成趣，其乐无穷。有人说是山茶油泡出了所略的百岁寿星、长寿老人群体，也有人说是一代又一代的所略姑娘，用辛勤的汗水造就了所略长寿乡，创造了生命的奇迹。绿色不是象征生命的永恒吗?

[追本溯源] 古人云：为善虽无福至，其祸远矣；为恶虽无祸至，其福远矣。说实在的，不了解“布所”，还真的感受不到仁寿文化的内涵所在。还是应了先哲的那句话：惟仁者寿。

[长寿因素] 惟仁者寿。

[寿斯·寿思] 具备高尚道德修养、仁爱之心、生命生发功能的人，可获得高寿，高德高寿。

[事实现象] **古风遗韵裸浴俗。**

也许是历史机缘的巧合，盘阳河流域又是巴马百岁寿星、长寿老人的聚居地。居民们因水而生，择水而居，在河里捕捞鱼虾，到河中畅游逐戏，裸浴洁身。寿星们神采的芳容，健壮的身体，是清亮明丽的盘阳河水浸泡出来的。所以有人说，盘阳河里流淌着一个奥秘，一个关于生命的奥秘、长寿的奥秘。

居住在盘阳河两岸的山民们，利用大自然提供的优越条件，天气炎热或劳作出汗后，就到河里降温洗浴。这是一种适应自然的生存智慧。知水性的人都知道，裸浴着实是一种非常惬意的享受。裸浴的人群里，有男女老少，人人显得轻松愉快，忘乎所以，旁若无人，有种好像是原始人放浪形骸的情景。

如果说赤裸身子在河里冲洗，是一种快意的享受，更有利于健康，使得人们热衷于裸浴，那么在石山区的弄场里，滴水贵如油，喝的是集雨井水的居住环境，跟盘阳河两岸相比，简直可用天差地别来形容。可是一位101岁的百岁寿星、长寿老人韦乜拉的生活习惯，多少也能说明水与健康长寿的一种必然的关系。她从青年时代，养成了一种习惯，即不管春夏秋冬，晴天雨天，坚持天天洗澡，大热天每天洗两次澡，三五天洗一次头，如今已经过百岁也从不间断，衣服鞋袜勤洗勤换。这一良好

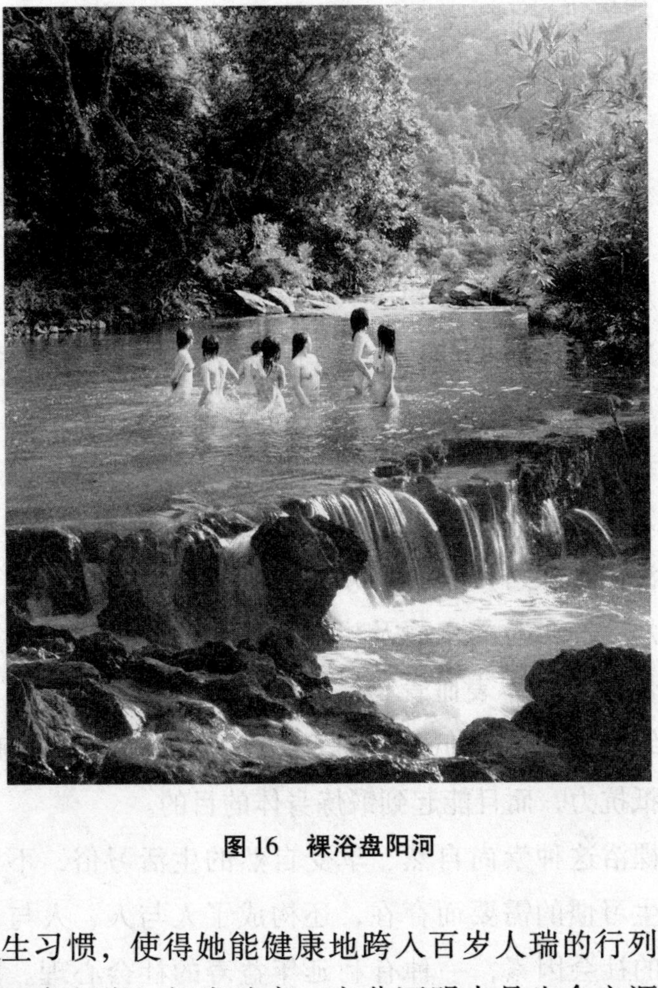

图16 裸浴盘阳河

的卫生习惯，使得她能健康地跨入百岁人瑞的行列。看着她面色红润、银发油亮，充分证明水是生命之源、健康之本。

［内涵差异］盘阳河从盘古时代走来，它的本色本质，未受世俗欲念污染；干净的原野，尚存粗糙的蛮荒，

为人们提供了回归自然的乐趣。当外地人走进巴马这块净土灵境里，追逐远古的梦迹和神秘，仿佛盘阳河这小小方寸之地，还沉睡在原始的混沌里。的确，现代的生活元素，是极为丰富的；人们把简单的生活，复杂化了，变得不再朴素。在这些人看来，盘阳河的确很原始。

从卫生的角度上讲，人体皮肤出汗和分泌出来的油脂，如不及时消除，就会混合形成汗泥污垢，堵塞毛孔，影响皮肤的正常功能，不利于体温的调节，影响生命活动的热平衡而生热病。在医疗水平低下的古代，这种热病不知夺走了多少不该早谢的生命。

洗澡不仅可以洗掉汗水、污垢，使皮肤清洁凉爽消暑防病，冲澡时的水压及机械按摩作用，可使神经系统兴奋性降低，体表血管扩张，加快血液循环，改善肌肤和组织的营养，降低肌肉张力，消除疲劳，改善睡眠，增强抵抗力，而且能起到锻炼身体的目的。

裸浴这种崇尚自然、享受自然的生活习俗，不仅只是卫生习惯的需要而存在，还构成了人与人、人与自然和谐的社会因素，一种有利延年益寿的社会心理。裸浴作为一种民俗文化，也必将随时代的变迁、生存条件的改变而发生变异。

［追本溯源］裸浴，一种古老的生活习俗，在中国南方可是历史久远了。《后汉书·南蛮列传》有记载：“《礼

记》称‘南方曰蛮。雕题交趾’。其俗男女同川而浴，故曰交趾。”千年习俗能沿袭到今天，说明还有提供它存在的空间和沃土，是躬耕民族的一种生活情调，是一种生活的本真；可在一些人的眼里，裸浴是一种无异于禽兽的陋习。褒贬不一，任人评说。

［长寿因素］良好的卫生习惯。

［寿斯·寿思］讲究卫生，预防疾病，提高健康水平。干干净净不得病。良好生活习惯有利于长寿。

“比一比，谁美?!”裸要裸出健康美来。

［事实现象］**巴马长寿文化的发祥地——长寿村平林村。**

平林村敢烟屯，百岁寿星、长寿老人邓诚才的旧居是农耕式四合院布局，砖瓦结构，占地约5亩。该村林爱屯的李升德考取“进士”后，钦命广西巡部院于1906年为其所立进士牌保留至今。平林物华天宝，人杰地灵，深厚的长寿人文底蕴。

［内涵差异］巴马长寿探密的旅游胜地。

［追本溯源］平林村是巴马长寿文化的发祥地。

明朝中期，田州府听闻平林是人瑞辈出、寿星如云之地，而择此地设置土司衙门——下隆州土司。衙门遗址在浪伏屯。衙门的建筑早已无存，唯有土司花园、土司鱼塘遗址清晰可辨。

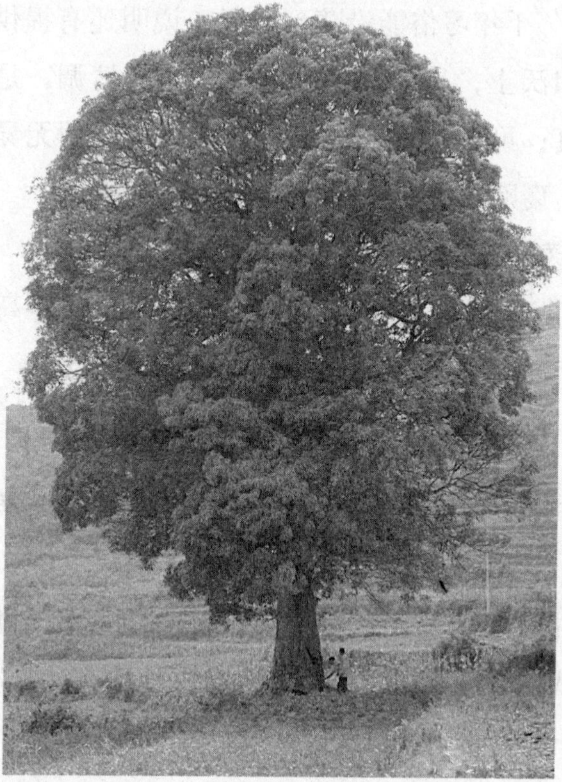

图 17　600 多年树龄的仙桃树

一棵扁桃树相传为，当时土官雇请当地一位百岁寿星亲手种植，并选用有“桃”字的树种，寓意长寿。这棵树已有 600 多年的树龄了，如今枝繁叶茂，盖地面积近 1000 平方米。树干几人合抱不拢，当地人称之为“仙桃”

树，谐音扁桃。它见证了下隆州土司花园的遗址。仙桃树承载着历史烟云，也象征着巴马长寿乡生命之树常青。

［长寿因素］生存环境优越。

［寿斯·寿思］人长寿的地方，反过来说明该地方环境好，适宜人类居住生活。

九　奇特的祈寿民俗

［事实现象］**“补粮”续寿。**

“补粮”续寿，是巴马一道独特的长寿文化风景线。“补粮”的程序如下：

首先，要选择吉日举行。请当地道公，根据该老年人的“生辰八字”即出生年、月、日所载的信息，按五行生克的关系，确定“补粮”的日期。比如：老年人的生日属金，那就要选择土日，来进行“补粮”。因为按照五行学说，土生金，用土来辅佐金的不足，使金旺盛。以此类推。

择定吉日后，孝主即老年人的子女，通知整个宗族，包括已出嫁的女性，届时要全部出席“补粮”仪式。已出嫁的女儿、孙女，要给老年人准备寿衣、寿服、寿鞋等礼物；女婿、孙女婿，还要给老年人献上锦旗，锦旗上题写“寿比南山”“寿享遐龄”等祝寿用语，以表孝心。

“补粮”即日，孝主在房屋的中堂，设置一张祭桌，摆上三碗大米当香炉，分别插上奉请诸神牌位，及受“补粮”老年人的奏章，祭桌的四个脚，插上四根去枝留顶的青竹竿，不能去顶，寓喻着老年人的生命没有终点，永远蓬勃向上。每个竹竿分别挂上谷穗和布匹，寓喻着老年人衣食无忧，所挂的谷穗寓意着一年四季不断粮，从此快乐平安，无灾无难，健康长寿。祭桌旁边备有一箩筐大米，孝主所宰的牲头煮熟后，全部端上祭桌供奉。

道公宣布仪式开始后，孝主面对祭桌下跪，道公一边敲击小锣，一边念诵祷词。道公在整个念诵祷词过程中，孝主分三次给祖先神位献酒、献茶。当第三次献酒、献茶结束后，受“补粮”的老年人进入卧室，坐在床沿上。孝主用一匹黑布的一头，放在祭桌旁装有大米的箩筐内，另一头放在老年人的怀里。老年人双手拿一个红布袋。

当道公宣布给老年人“补粮”时，到场参加仪式的孝男孝女，排好队按次序到祭桌旁下跪，双手接过道公从箩筐里盛上的一碗米后，再拿出各自准备好的钱币，多少不限，放在米碗里，顺着这块黑布，走到老年人面前，恭恭敬敬地把米和钱，装进老年人手拿的红布袋，并说一些祝老年人健康长寿的吉祥话，然后退出卧室。直到所有到场的人，一一给老年人补完粮后，道公切上几块已煮熟了的肉，将肉和一碗饭，送到老年人床前。

做完这些法事后，由孝主亲自给老年人喂食。然后，道公将一条事先准备好的红布带，系在老年人的腰间；再把祭桌的四根青竹竿，放到老年人的床头或蚊帐上。

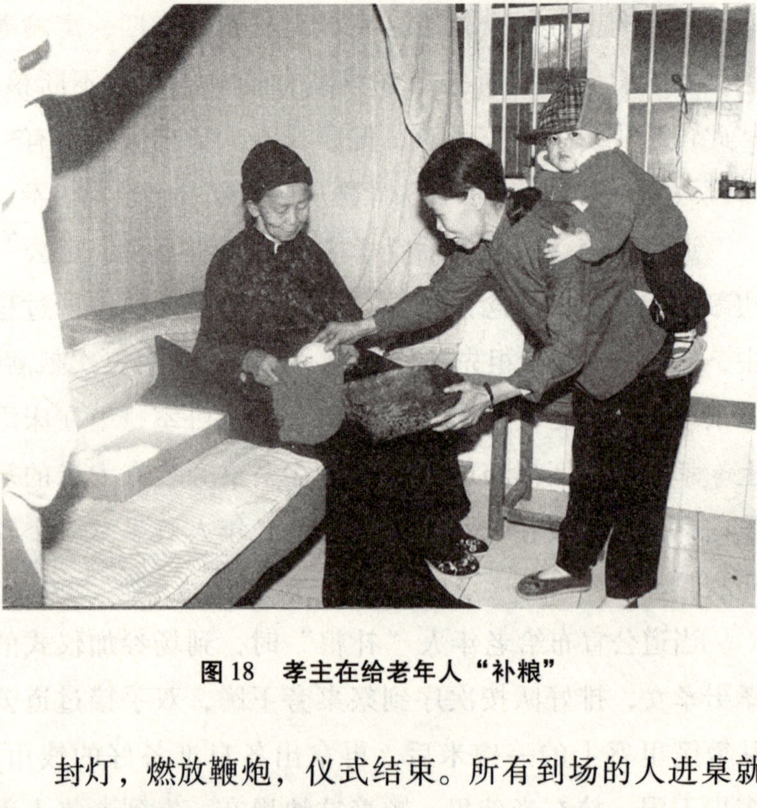

图18 孝主在给老年人“补粮”

封灯，燃放鞭炮，仪式结束。所有到场的人进桌就餐，举杯祝福老年人康宁长寿。

子孙们给老年人补上的这些钱和粮，日后由老年人根据需要，自行安排享用，不能送给第二者共享。

［内涵差异］生老病死本是自然规律。60岁以上的

人，生理功能逐步衰退，身体免疫功能也处于逐步减退状态，头痛脑热是常有的事。在早先巴马经济条件落后、医疗条件很差的情况下，大多数老年人文化程度不高，俗话说“人生七十古来稀”老年人身体有点毛病、感觉有点不舒服，便会胡思乱想，认为上帝安排给他一生的的“粮食”就要吃完了，人生之路快要走到尽头，因此而心情不悦，怕过不了七十这个坎。

这时，子女们便主动张罗为老年人“补粮”，用这种方式消除老年人的后顾之忧，目的是为老年人祈求延年益寿。经济条件好的家庭，每几年就安排给老年人补一次粮。

巴马长寿老年人精神生活世界里，涵盖了传统礼让文化、传统宗教文化和村寨传统尊老文化等诸多层面。传统宗教文化使百岁寿星、长寿老人增强了对生命力的自信心。独具特色的“补粮”续寿习俗，就是原始宗教在现代生活中的再现。老年人在浓郁美好的精神抚慰中，享受到其乐融融的生活。

“补粮”习俗，是壮族原始宗教在生活中的缩影。从表面形式上看，不免搀杂一些迷信色彩，但也体现出壮族尊老爱老的道德风尚。补给老年人的这个“粮”，是晚辈对长辈物质生活和精神生活上的关心，更重要的是给老年人精神上的安慰。子女的关爱孝顺，是老年人的精神动力，世上有什么能比生命更重要，有什么能比亲情更宝贵?! 用“补粮”形式孝敬老年人，显然是一种符合天意的美德。子女为老年人“补粮”续寿，能为老年人解除思想顾虑，坦然面对生与死，乐以忘忧，是老年人最大的满足，实质上起到了心理治疗的作用。

心理健康有益于生理健康。俗话说：“有命不怕病”，接受过“补粮”的老年人，认为生命已得到延续，无忧无虑，愉快地享受生活，过好每一天。这种平静、乐观、健康的心态，也是长寿老年人，得以享福百年的因素之一。“补粮”对那些没有受过教育、迷信思想浓厚的老年人尤为管用，他们认的就是这个“理”。

“补粮”习俗之所以还有它得以生存传承的空间，是壮族民俗文化与现代文明丰富的精神生活和谐相融的体现。这些原生态的民俗文化，已不再被简单地曲解为愚昧的产物，渗透到人们的生活当中，成为不可或缺的精神食粮。这种精神的陈酿，只有用心灵去面对、去感悟，才能在冥冥的禅意中，体察出它所释放出来的巨大能量。

审视民俗文化，要有足够的学识、炽热的情感，更要具备执着的理性精神。你要问巴马壮族中的百岁老年人为何得此高寿，他们的回答会让你始料不及：“活到这份上该满足了”。富含哲理的朴素语言，其实是感激子女们的孝心，让他们能过上幸福的晚年生活。

［追本溯源］“补粮”是巴马长寿地区壮族中，一种为老年人祈求健康长寿的民俗活动，传承千年的求寿民俗，具体起源于何时，目前还无从考究。

［长寿因素］心理健康。

［寿斯·寿思］身心“有福同享，有难共担”。

［事实现象］**寄石培命。**

寄石、寄树，是巴马农村祈寿求福的习俗。命理学说是通过人的生辰八字，来预测人一生命运的。八字中包含有五行信息，即金、木、水、火、土。命理学说认为，一个人的命运，只有五行生克制化达到阴阳平衡，才能实现生活富足、健康长寿、家庭幸福、万事顺意的完美人生的意愿。如果命中阴阳失调，五行相克过重，相生不足，此命将是一生灾难不断，谋事不昌，属于厄运。遇到这种命运的人，要请师公老借助神力化灾解厄。如某命八字中五行缺金，因金是通过用金矿石冶炼得来的，所以金为石头，就要去寄石，借助石的灵气，来弥补命中金的不足；如某命八字中五行缺木，就要去寄大树，借助大树的灵气，来弥补命中木的不足。使命中达到五行阴阳平衡。

寄石、寄树的做法：选择黄道吉日，在巨石或大榕树处设祭台，在巨石或大榕树上贴上法帖，请师公做法事，念咒语，孝主烧香许愿。

［内涵差异］寄石培命的民俗，从科学的角度来看，是荒谬的和落后的；但从人的精神需求来看，却有一定的合理性。民俗的文化现象，具有规范人们行为、语言和心理的一种基本力量。“百里不同风，十里不同俗”，不同地域、不同民族的民俗现象，自然有各种不同的表现形式。

巴马是少数民族地区，民族民俗丰富多彩，求寿民俗、祈寿活动，与巴马长寿现象，有着千丝万缕的联系。人们进行这些民俗活动时，往往带有一种祈求的心理，与自然对话，认为这些民俗现象本身，具有一种神的力量，能改变人的命运。可作为心理调适的方法，属于生存的智慧。

［追本溯源］民俗即民间风俗，是创造于民间，又传承于民间的，具有世代相传的文化现象。

［长寿因素］有使自己更长寿、更健康的决心和意志。

［寿斯·寿思］要做到自我心理调适，自我心理平衡，自我创造良好心境。

［事实现象］**图符祈寿。**

巴马农村中的壮族，求寿心理表现形式多种多样，其宗教意识及求吉心理，旨在祈求益寿延年、长命百岁。其中，烙印在衣着上的求寿标志，就很有其个性特点，人生的不同阶段，求寿标志“寿”字的位置等会有所不同，有从头到脚转移的规律。

小孩降生满月后，家人就要给小孩缝制一顶凉帽，正面用红颜色的丝线，绣上一个传统造型的“寿”字，旁边配以花草鱼虫的图案，祈求小孩健康成长、福寿泽长。这种凉帽不封顶，寓意小孩茁壮成长，只制成一个桶型的圆圈，主要护住小孩的前额、太阳穴、后脑等部位，以免伤风感冒。小孩两岁后，就不再戴这种帽了。

人到成年后，“寿”字便从童帽转到上衣。旧时多穿对襟上衣，纽扣以布结之，常用5排或7排扣子，俗称阴阳扣，即每个扣子按“寿”字一分为二，一半在左襟，一半在右襟，左开扣眼为阴，右结扣头为阳，左右对称，扣好扣子就组成一个完整的横置的“寿”字。女装的扣子跟男装一样，只是开襟为斜胸式，与男性直胸对襟有所区别罢了。这种“寿”结构的阴阳扣，很具有装饰效果，既美观大方，又寓喻吉祥，满足心理需求而广为用之。

人过60岁以后，就可以接受晚辈的“补粮”续寿了。这时，“寿”字便从上衣的扣位下移到鞋面，称为寿鞋。女儿、孙女在给父母、祖父母“补粮”时，做的寿鞋鞋面用红色的布料，用黑线锈上“寿”字，红底黑字，寓喻红颜永驻、黑发不老、寿比南山。

［内涵差异］服饰是人类特有的文化现象，其样式、图案、花纹涵盖了礼仪伦常、求吉心理、审美观念，及自我意识等诸多层面的内容。巴马是少数民族聚居地，民族服饰绚丽多彩。在体现鲜明的地域特色和民族特色的同时，还附加有独特的求寿的元素符号，给巴马长寿现象背景下的服饰文化锦上添花，极大地丰富了巴马长寿文化的内涵。

［追本溯源］人从出生到老年，各个时期在衣着上的求寿烙印，作为一种精神文化，是人们宗教、伦理、审美等观念的综合反映。巴马的长寿老年人，一生就是在这种浓重的长寿文化氛围中，在祈求长寿习俗的熏染下，戴寿帽，着寿衣，穿寿鞋，走过沧桑，走过百年。

［长寿因素］参见寄石培命中的［长寿因素］。

［寿斯·寿思］参见寄石培命中的［寿斯·寿思］。

［事实现象］**备棺辟邪。**

在巴马农村，只要你走进有长寿老年人的家，都会发现一道奇特的景观——棺材，当地人称为“寿方”。这些堂堂正正摆放厅堂两侧或大门边的棺材，分明是装殓死人用的容具，何不藏于隐蔽之处，而置于显眼的地方，令人不寒而栗。

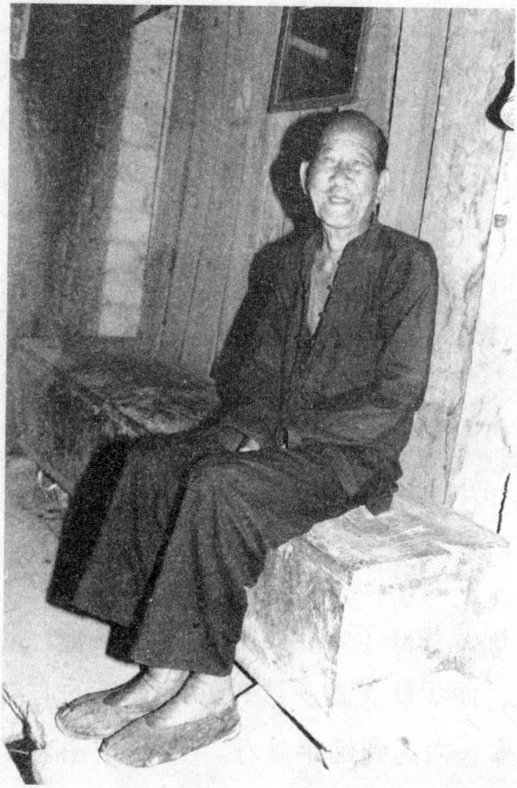

图 19　老年人坐在自己的棺材上说笑 - 1

老年人辛苦一生，临终只求死后有副棺材安身长眠。所以，凡有 60 岁以上老年人的家庭，晚辈就要为老年人准备好“寿棺”。

［内涵差异］备棺习俗有几层涵义：（1）为老年人排

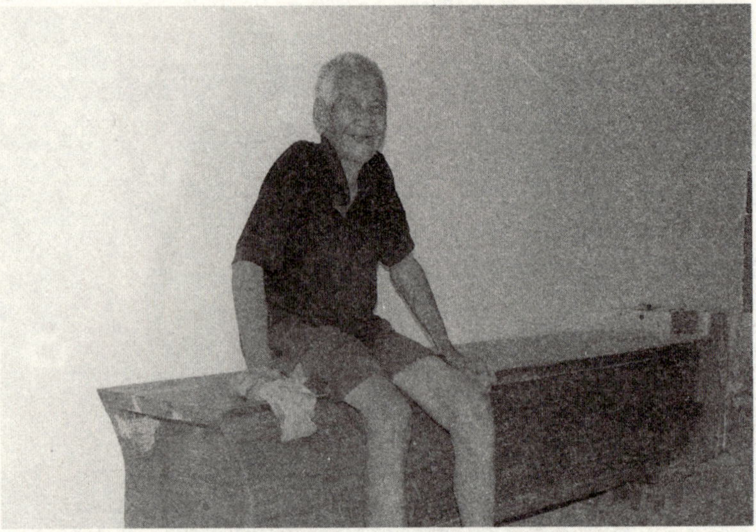

图20　老年人坐在自己的棺材上说笑－2

除后顾之忧。备好了寿棺，老年人知足了，觉得死后有安身之所，而无忧无虑。这种知足常乐的心态，有利于生理的健康，而达到延年益寿。(2）说明老年人的子女有孝道之心。想老年人之所想，急老年人之所急。有孝心的人，自然会得到邻里乡亲的尊敬。(3）吉兆。家中有棺材，寓喻儿孙升官发财，家道兴隆，保人丁安康。这对老年人的健康长寿，起到非常重要的作用。

常言道：树老根多，人老话多。老年人见多识广，幽默风趣。村里的年轻人喜欢到有老年人的家中聚集，听老年人谈古论今，讲故事，说笑话。来的人多，板凳不够用，自然就坐到棺材上。久而久之，棺材的面板就磨得光亮如油，好似一尊古董。老年人更是热衷于坐在寿棺上，和来人聊家常；有时干脆就躺在上面，伸个懒腰，好不惬意。

百岁老年人面对死亡很坦然，视阴阳为一理，生与死不过是一木之隔。天天和自己的寿棺打交道，习以为常，忘记生和死的界限，死神也只能望而却步。生则坐在棺材上说笑，死则躺在棺材里安息长眠。这种视死如归的乐观态度和健康的心理素质，或许就是一剂长寿的秘方？仁者见仁，智者见智。

[追本溯源] 巴马是僻壤之地，自古以来兴土葬。人死后先装入棺材，然后择吉时入土安葬。

[长寿因素] 健康的心理素质。

[寿斯·寿思] “折腾死了”，真就折腾死了。神躁则形亡，即身心躁动则肉体消亡。

[事实现象] **积修阴功。**

在巴马农村，有一种个人或家庭义务为众人做善事的习俗，比如为乡亲通行方便铺路、架桥，为行人遮阳、避风雨建凉亭等，当地人称为阴功桥、阴功亭。

[内涵差异] 修阴功桥歌是这样唱的：

我凿长长的石板

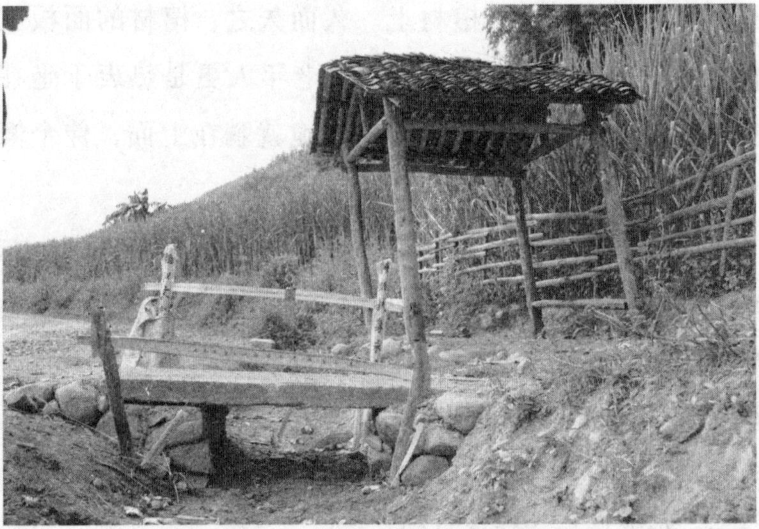

图 21　阴功桥、阴功亭

我磨光光的石片
架座小小阴功桥
给路人行方便
铁板会生锈
木头会朽烂
石板建作桥
阴功留万年
雨水冲不垮
雷电劈不弯
积份阴功留人间

活着能益寿延年

死后能安息长眠

[追本溯源] 这些做善事的人积下功德，自然会得到众人爱的回报，会得到别人的尊重与爱戴，自身也会产生幸福感和自豪感，也就自然会有愉悦的心情，这种良好的心态对健康长寿有益。

[长寿因素] 与人为善。

[寿斯·寿思] 自私是性格不健全的表现，对健康长寿无益。

十　奇异的文化情趣

［事实现象］**生辰八字。**

每个家庭有一本生辰八字。家庭中每个成员的实际年龄，可以从这生辰八字中算出，准确无误。

［内涵差异］至今为止，如果没有文书记录，科学家还没有办法验证人的实际年龄。1998 年 3 月，国际老年人年龄认证委员会主席本纳德·琼，带领外国人口学专家，来到巴马长寿乡，对百岁寿星、长寿老人的实际年龄，进行抽样核查。考察团是带着无法准确认定百岁人实际年龄的困惑来巴马考察的；而巴马的“生辰八字”现象，令外国专家们心悦诚服，给他们带来了意外的收获，使他们能找到准确认定巴马百岁人的实际年龄的依据。他们认为巴马百岁寿星、长寿老人的年龄真实；对巴马的长寿现象，表示由衷的赞叹；认为巴马成为世界级长寿乡，名副其实、当之无愧。

［追本溯源］巴马民间瑶族和壮族在出生时，都有属于自己的生辰八字，这和汉文化的传统习俗是一致的，

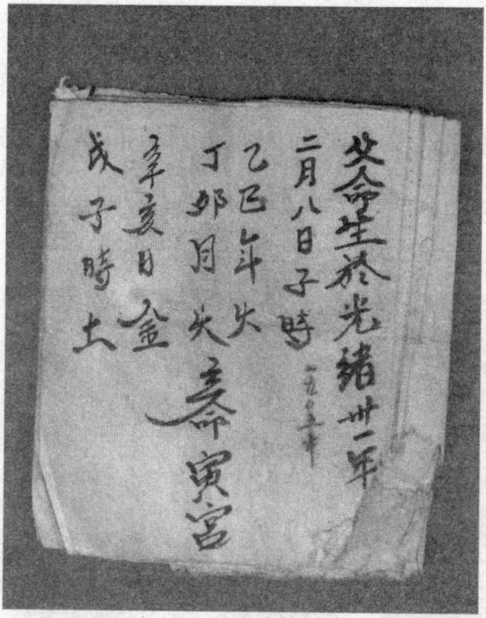

图 22　生辰八字

用中国传统历法的天干地支组合，记录人的生卒时间，年、月、日、时均由天干、地支各一字组成，四组共八个字，所以叫生辰八字。

［长寿因素］忘记年龄。

［寿斯·寿思］该清楚时清楚，该糊涂时糊涂。

［事实现象］**天赐“寿”福。**

盘阳河流经的百鸟岩，是一座美丽的水晶世界，是巴马的著名景点。1000 多米的游程，有多处天窗巧布。

游览其间，时明时暗，有如经历三天三夜的神奇感受。游客在有限的时间和空间里，体验昼夜轮回的奥秘。更为令人称绝的，莫过于洞内有一尊巨石上，凹现出1个繁体的“寿”字，周围还有岩石造型的两个大小不一的“人”字。

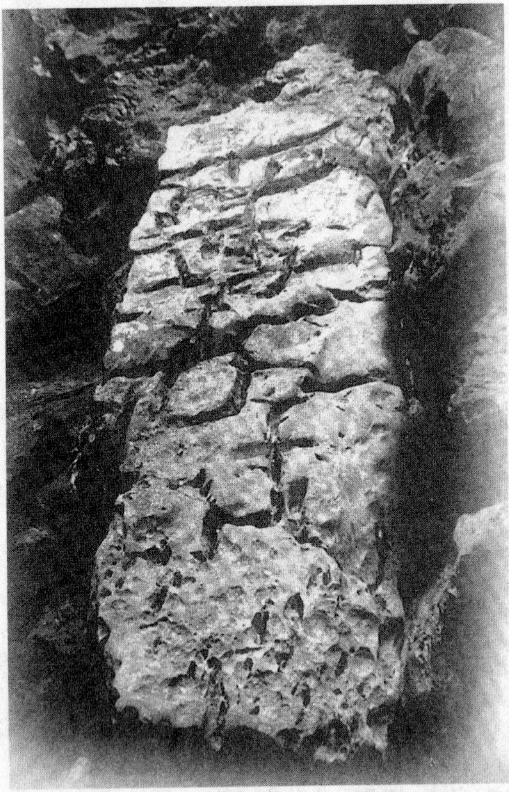

图23　百鸟岩内的天然“寿”字

［内涵差异］寓喻大人小人，人人皆寿之意。

［追本溯源］真是天造地设的神奇。

［长寿因素］参见寄石培命中的［长寿因素］。

［寿斯·寿思］参见寄石培命中的［寿斯·寿思］。

［事实现象］**长“命”之河。**

巴马母亲河——长命之河、长寿之河——盘阳河，是由多股山泉水汇集而成。其源头之一，来自巴马西部那社乡的深山密林。河水流经那社乡府所在地的河段，有一段弯弯曲曲的河道，河床迂回，东拐西折，左拐右弯，从高处俯视，其河床酷似一个大大的“命”字的行书笔画，结构合理，粗细相宜，张弛有度，惟妙惟肖，镌刻在平坦如砺的田畴上，故被称为“命河”。

［内涵差异］该“命”字长2公里多，那“命”字的一竖很长，真可谓“长命”啊！故当地人称之为长“命”河。这条与生命息息相关的幸运之河，象征着寿星仙翁篆刻见证巴马长寿之乡的印鉴。让巴马这块土地，更平添了几分神秘的意味。

巴马盘阳河经过长期流水冲蚀，形成了深谷、溶洞、暗河、瀑布等多姿多彩的自然风光。巴马盘阳河不仅是壮、瑶民族聚居地带，也是一条长寿带。两岸不仅山青水绿，风光明媚秀丽，而且河水水质良好，富有对人体

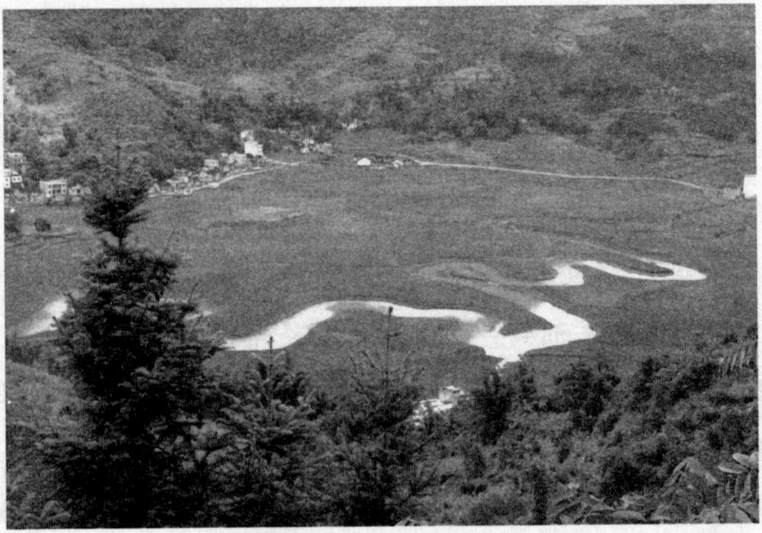

图24　盘阳河源头的长“命”宝符

健康长寿有益的矿物质和微量元素。这一带生活着众多的古稀、期颐老人，其人数密度和长寿环境为世上少有。其中百岁兄弟、百岁姐妹、百岁夫妻随村可见，故又称长寿河。

进行长寿探密的人，来巴马的第一站就是盘阳河，皆因盘阳河是长命之河、长寿之河的传说。没错，盘阳河流域的长寿现象，源远流长的长寿文化，就是巴马长寿乡的魅力所在。盘阳河流经的百里长廊，展示出来的是人类永恒的追求与梦想，而流淌在盘阳河里的生命密码，则最值得人们向往和迷恋。

［追本溯源］长“命”之河是上帝恩赐给巴马长寿乡的宝箓。巴马境内有3条比较大的河流，还有无数的山间溪流。不管是哪条河、哪条溪，流淌的都是不老的故事，带给人们的都是不老的图符。很难说，巴马的秘密是否尽藏在这些人们无法读懂的宝库里？

［长寿因素］参见寄石培命中的［长寿因素］。

［寿斯·寿思］参见寄石培命中的［寿斯·寿思］。

［事实现象］**长寿金字塔。**

金字塔从最底层依次为：

水土不服难成仙，

五谷杂粮养人颜，

德隆仁丰阴功满，

高寿亦仰子孙贤，

年迈作翁不停闲，

豁达乐观助延年，

九旬犹似童真般，

百年人生乐翩翩。

［内涵差异］（1）人类赖以生存的自然环境：土地、水、空气、气候诸因素必须是高品质的，否则不利于人体健康。（2）维系生命需要的营养物质供给：五谷杂粮，食物多样，粗细搭配，合理膳食，少荤多素。（3）要有

高尚的道德修养，助人为乐，与人为善，惟仁者寿。（4）家庭成员和睦相处，尊老爱幼，子孝孙贤，共享天伦之乐。（5）高龄阶段的自我保健：适量运动，节制饮食，以养为主，治在病先。（6）保持豁达的心态，知足常乐，悠闲岁月，潇洒度日。（7）忘记年龄，忘掉一生的坎坷历程。保持童真，不知老之将至。（8）修成正果，实现百年人生的完美体验，如寿星闪烁，光照人间。

［追本溯源］人是大自然的产物，只有顺应自然，才能健康长寿、无疾而终。

［长寿因素］百年人生需历经八境界。

［寿斯·寿思］长寿金字塔需要终生劳作才能爬上去。

十一　寿星的各异风采

［事实现象］**百岁寿星、长寿老人邓诚才。**

邓诚才，男，巴马那桃乡平林村敢烟屯人，生于斯长于斯。村里一位90多岁的老年人邓荣先回忆：高祖邓诚才少年时，受过私塾教育，加之身材魁梧，勤于习武，机智过人，后被朝廷招募去当兵。在花甲之年，还参加过冯子材领导和指挥的中越边境的抗法战争，为军中最长之战将。由于武艺高强，屡立战功。战争结束后，告老还乡，复事农耕。

为了改变家乡一穷二白的落后面貌，已过花甲之年的他，引进了种植甘蔗制糖的技术，组织大家发展甘蔗生产。他把当兵时积攒下来的资金，用于购买蔗种，分发给大家种植；购置榨蔗器具，搞活了平林全村的蔗糖产业。此外，逢年过节，他都能买些肉来，送给同村一些无助的困难户，乐善好施，深得乡亲们的尊敬。

为了旌表古稀老年人的仁德范举，光绪1898年11月，钦命广西提督学院为其题赠“惟仁者寿”的寿匾。

［内涵差异］一介村夫能得到朝廷的恩典，一时荣耀乡里，令人仰慕。为了传承家风，邓诚才的儿子邓日光、邓日明兄弟二人，出资在院门前建一座牌坊，请同村在光绪年间考取“进士”的李升德，书写坊铭“德昭年高”。建立此坊旨在对长辈仁德思想的孝仰和励志后人。可惜在1921年冬天，因火灾院毁坊塌，令人心痛。

巴马长寿现象源远流长，在一代又一代的百岁寿星、长寿老人中，所体现出来的人格魅力，都是“仁者”的形象。当代巴马的百岁人瑞，无一不是“仁者寿”的典范；他们百岁人生的故事，虽然很平常，却能印证“仁者寿”千古命题的准确性。

［追本溯源］有史料记载，清朝曾有两代皇帝，关注到了桂西长寿带的长寿人文。1810年，嘉庆皇帝给桂西一位142岁的瑶族老年人赐诗贺寿，恭称为“陆地神仙”而顶礼膜拜。1898年，广西提督府受光绪皇帝之命，给今巴马那桃乡平林村寿民邓诚才赠送寿匾，题贺词“惟仁者寿”。这些史料说明，桂西一带长寿现象，在古代早已形成。如此礼下庶人之举，在中国历朝历代实不多见，桂西之长寿现象古已知名。如今的巴马是人瑞若仙，浩若繁星，不愧为寿星的摇篮，人瑞的圣地。

［长寿因素］惟仁者寿。

［寿斯·寿思］因仁而寿，也因寿而名。

具备高尚道德修养、仁爱之心、生命生发功能的人，可获得高寿，高德高寿。

［事实现象］**百岁寿星、长寿老人简胜玉。**

简胜玉，男，汉族，居住巴马燕洞乡龙甲村。他冒死救人、解囊助贫的义举，在当地传为美谈。

他 20 多岁时，有一次去赶集，路过河边，发现一群人挤在一起叫叫嚷嚷。原来一姓刘的姑娘，被洪水卷进河中，生命危在旦夕。刘的伯父由于不谙水性，在岸上直喊救命，“谁能救出我侄女，给酬金 100 块大洋”。当时很多人面对滔滔洪水，都望而生畏，没有人敢去冒险。这时，简胜玉二话不说，沿河边跑下，伺机救人。当他发现河中有一巨石，便急中生智，毅然跳入洪流中，身靠巨石支撑，双手抓住已经呛水并昏迷不醒的姑娘，拖上岸来，姑娘得救了。

为了报答简胜玉的救命之恩，刘家第二天送来酬金 100 块大洋。简胜玉坚决不收，动情地说：“如果为了这 100 块大洋而去赌命，我绝不干。做人应讲一点人道，不要把几个钱看得太重。你们的情我领了，这 100 块大洋拿回去，给姑娘买点补品补补身子，她受惊了。”刘家只好拜谢回府。第三天，刘家还是带着酒肉及 20 块大洋再次登门致谢。简胜玉还是那句话：钱绝不能收。那酒肉当作午餐，与刘家人同餐，共叙友情，共寻欢畅。

20 世纪 40 年代，是时兵荒马乱，民不聊生，外乡人陈氏父子俩逃难，来到简家附近的山洞内居住。有一天半夜，简胜玉听到一阵凄惨的哭声。他急忙起床，打上火把，前去探望。原来那逃难人丢下 13 岁的儿子，撒手归天了。那可怜无助的孩子，喊天天不应，叫地地不灵。简胜玉心如刀割。简胜玉一家 6 口人，生活并不富裕。安慰一番孩子之后，回到家，拆下楼板做成一副棺材，并招呼众乡亲，把那外乡人的后事料理了，还送些钱粮给那孩子。孩子扑通跪倒地上，声声感谢简大人的大恩大德。

[内涵差异] 简胜玉生活并不富裕，但他还是乐于助人。谁家缺盐短粮的，他都能尽其所能给予帮助；宁可自己少吃，也不能让无助的人家绝望。平时和乡亲们，有福共享、有难同当。乡亲们无不称颂简胜玉，是个乐善好施的好心人。

[追本溯源] 简胜玉走完了他整整一百年的为仁之路，已回归大地了。留给后人的只是仁厚德丰的真实故事，和对这位仁者深情的怀念。

[长寿因素] 参见百岁寿星、长寿老人邓诚才中的[长寿因素]。

[寿斯 · 寿思] 参见百岁寿星、长寿老人邓诚才中的

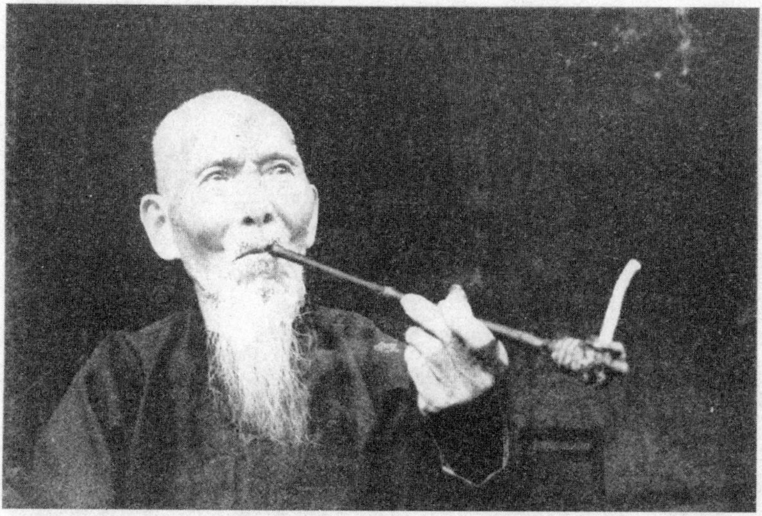

图25 简胜玉

［寿斯·寿思］。

［事实现象］**百岁寿星、长寿老人梁录生。**

梁录生，男，一位憨厚的农民。他有一颗水一样纯洁透明的心。百年的人生，一个世纪的生活历程，他回忆起来说很轻松：行止无愧天地，更无愧于人。

有一次，他上街买肉，回到家后发现，肉摊主错补给他几元钱。本想马上把钱送还给摊主，可天色已晚，几十里山路来回时间不够。他为此一夜睡不好觉。第二天，天刚蒙蒙亮，他就赶着几十里路，把那本不该属于他的几元钱，送还给摊主。

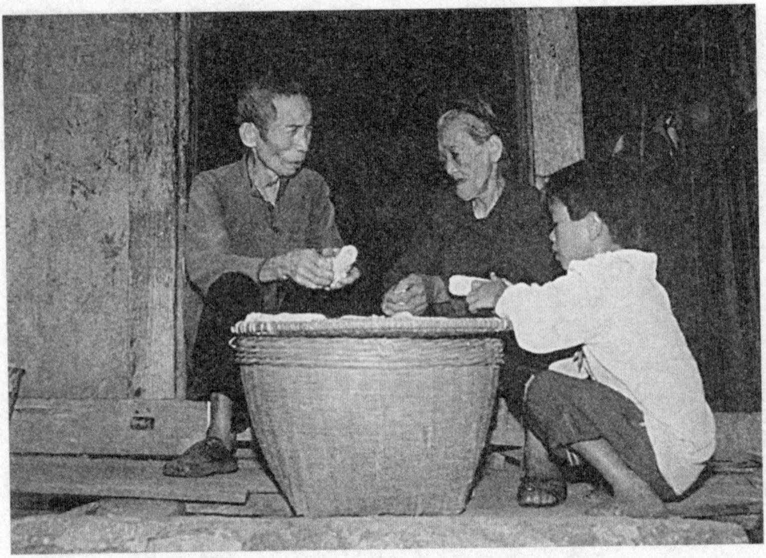

图 26　梁录生

［内涵差异］从不占有别人一分一毫的便宜。

［追本溯源］巴马百岁寿星的风骨，和无欲无贪的高尚品德。

［长寿因素］品德高尚。

［寿斯·寿思］自私是性格不健全的表现，对健康长寿无益。

［事实现象］**百岁寿星、长寿老人黄娅暖。**

黄娅暖，女，壮族，1905 年出生，居住巴马那桃乡班交村设娄屯。说她有一颗菩萨心肠，那也不过分。现在虽已五代同堂，她骨子里还涌动着没有僵冻的品德良知的精髓。

她已经当了爷爷的儿子介绍说："母亲一生清贫，但总不忘帮助别人，如今已 100 多岁了，还能上山，找些土特产，换来的钱，她都舍不得花，而是看村里哪家太穷，小孩上学没钱，或穿着太烂的，老人家就给一些帮助，买个书包买双新鞋，买件新衣服什么的，鼓励孩子上学读书。哪家有病难的，她也会给 10 元 8 元的以表爱心。在计划经济那个时代，农村生活苦不堪言。村里不时来些走村串户，阉猪、阉牛、补锅谋生的人，老人家都能热情地招呼进家，哪怕是一杯白开水、一碗稀粥相敬。凡到她家的人，都能做到尽人之情，毫不吝惜。她常说："做人要懂得修点阴功才行，你对别人好，人家内心感激你一辈子，善有善报的。"

［内涵差异］上苍回报黄娅暖的并不是满屋的金银财宝。她仍然驻守清贫，可她却拥有比金银更为值钱的东西——健康长寿和五代同堂的幸福。

［追本溯源］巴马人都是好客的谦谦君子，外乡人随意走进壮村瑶寨，都会受到热情款待。黄娅暖已深悟仁德修行的最高境界。

［长寿因素］长寿"三乐"：助人为乐，知足常乐，自得其乐。

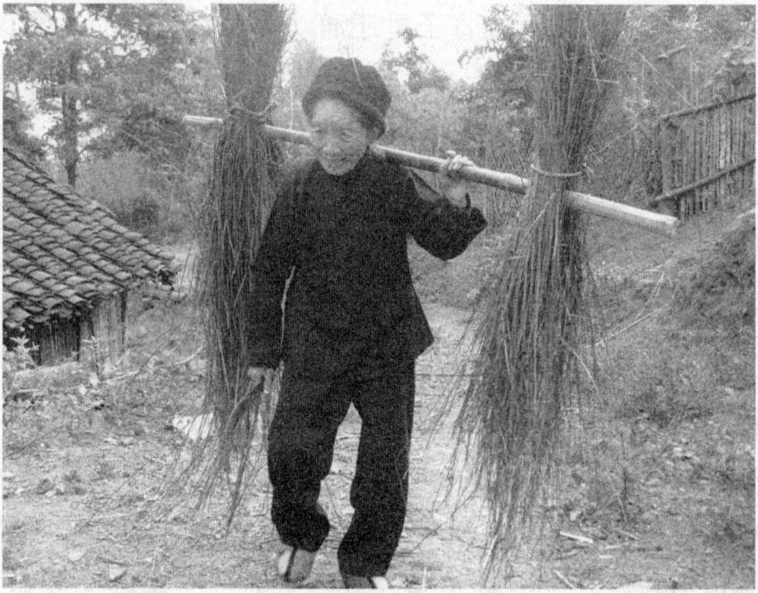

图 27　黄娅暖

［寿斯·寿思］欲长久快乐，需高尚道德。虚伪得不到真正的快乐！

［事实现象］**百岁寿星、长寿老人罗秀珍。**

罗秀珍，女，居住在巴马巴买屯。结婚时比丈夫王天送大 20 岁。婚后为了避免匪乱，又回到娘家住了几年，才来丈夫家定居。45 岁生第一个孩子，可惜连生四个孩子都夭折了。她非常痛苦，觉得对不起丈夫，不能给丈夫留后。虽然丈夫对她很好，但她总是好像负债一样，心情总是不能平静。

罗秀珍有个很要好的同村女友叫兰美凤，平时情同姐妹。正在罗秀珍为不能给丈夫留下后代而苦恼时，兰美凤的丈夫韦老大，在跟随百色起义领导人之一韦拔群（1893~1932年）革命的战斗中不幸牺牲。兰美凤生活顿时无依无靠，十分可怜。于是，罗秀珍萌生了一个对她来说是两全其美的想法，把兰美凤请来给丈夫做妾，一来给丈夫续后创造条件，二来兰美凤孤儿寡母也有人照顾……

主意一定，善良的罗秀珍亲自去接来兰美凤，把她推向丈夫。自己悄悄地走开，含着微笑，也含着苦涩的泪水，毕竟都是女人啊！

多么善良的女性，多么无私的胸怀，多么坦荡、淡泊的心境！一边为了丈夫，一边为了女友，日后一个男人两个女人的生活境遇，罗秀珍如果没有一颗博爱之心，要扮演好这个角色，的确不容易。

不久，兰美凤为王家生下了一个男孩，圆了罗秀珍在做这个抉择当初的心愿。也许是罗秀珍的造化感动了上帝，在她和兰美凤分享幸福的同时，58岁那年，幸福的光环也照到她的身上，她奇迹般地也给丈夫生了一个儿子。这一切来的是那么自然，收获的是感情付出后的回报。

可惜小妈兰美凤107岁就驾鹤西游了。大妈罗秀珍依然年轻，2009年她还出现在中央电视台《走遍中国》的栏目里，124岁老年人还在上山打柴。

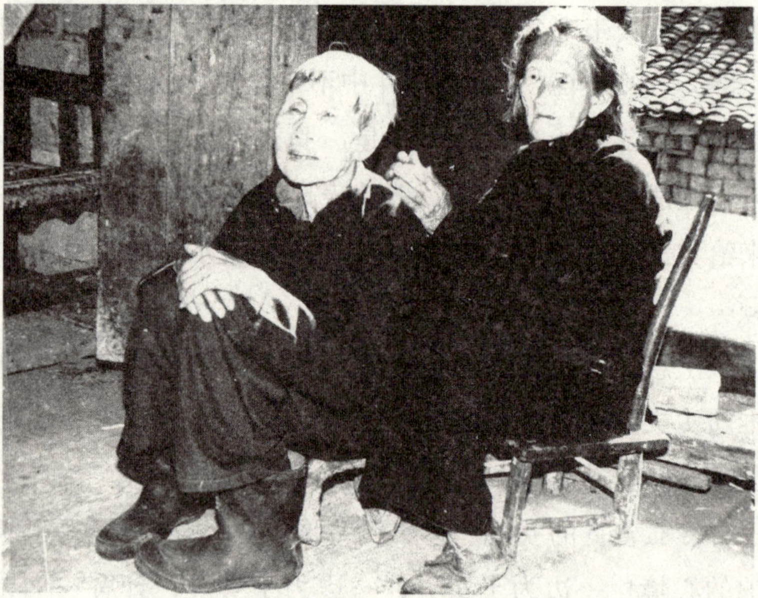

图28 罗秀珍

［内涵差异］大妈和小妈，情胜亲姐妹。两个心善的人走到一起，互相关怀，互相照顾，又能同享百岁之福，共同演绎精彩的感情华章。平常的故事，能让人体察出一位仁者心灵的博大与无私，和没经修饰的本真情感的流露。

巴马人“适欲”性保健是其长寿的独门绝技，巴马人具有独特的婚姻习俗，巴马多长寿老人也与其“三晚”风俗有关：晚恋、晚婚、晚育。新婚之夜不同房，新娘婚后常住娘家，只有过年过节才团圆，婚后分居而住，分床而眠，妻子怀孕后到了要生的时候才到夫家落脚长住，但与丈夫分床而眠。看来，那种纵情声色的人生态度已经过时了，真正的时尚是回归传统，做一个从一而终的忠诚丈夫、贤德妻子。

严格而有规律地节制性生活，是健康长寿的必要保证。

［追本溯源］瑶族的婚姻不怎么讲究年龄相当，而侧重于性格的默契。

长寿老人普遍都是心胸开朗、性格温和、遇事乐观、勤劳、仁善、知足、安于现状、与世无争对待生活顺其自然，所以他们都拥有健康的心理和身体。

［长寿因素］天宽地阔的胸怀。

［寿斯·寿思］不死药的配方就是淡然无为，神气自满。

心胸宽大，心在里头呆着才能舒服。

“分居”不一定是夫妻关系不好，有些属于更健康！

身体状况允许，那事也要慎慎。妻妾成群的皇帝长寿的少。

［事实现象］**百岁寿星、长寿老人杨娅会。**

杨娅会，女，居住在长“命”河畔。五代同堂，子孝孙贤，如今生活富裕了，还住上了小洋楼，尽享天伦之乐。可她仍然没有忘记劳动，每天都在操持力所能及的家务活，有时还到菜地锄草松土，日常生活能完全自理。

她一生最难忘的事是，18 岁时出嫁当天的情景：村里的长辈及姐妹们以泪洗面，舍不得让她出寨，原因是她在村里是一位孝女，勤劳善良，乐于助人，特别是对长辈敬孝有加。谁家有困难，她都能热情地给予帮助，帮困难老年人舂米、挑水、担柴、送鞋送衣，从不吝惜付出。跟村里的姐妹们，能相处得很好，从来没跟别人红过脸，所以村里的人都舍不得她离开。她的这种仁爱的思想品德，一直延续到百岁后的今天。

［内涵差异］杨娅会一生喜欢喝茶。茶是当地一种野生茶叶，茶名叫九节风，自采自用。这种茶的功效是清凉解毒、生津润肺、护肝明目，常年饮用对健身康体有辅助作用。每有客人到家，杨娅会总会给客人，端上一碗热沏的茶水，以示欢迎。老人家长命百岁，是否与常饮此茶有关，尚待研究。

［追本溯源］长“命”河流经的地方寿星云集，百岁者众，杨娅会便是长“命”河畔的寿星之一。

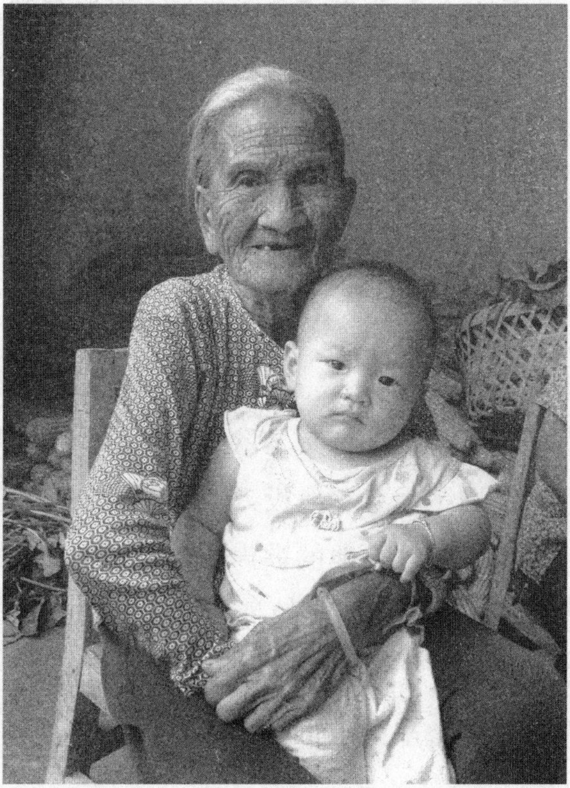

图 29 杨娅会

当问到杨娅会有何长寿秘诀时，她只是一笑：“好人长寿。”早在 2000 多年前，孔圣人就已提出了“仁者寿”的养生箴言，这是中国古代长寿养生理论的基石，是儒家思想的最高准则。中国古代研究长寿，主要是从人的品德修养和为人处世的角度，去审视人的生命质量及寿命的长短。仁者心存善意，虚怀若谷，淡泊名利，不以物喜，不以已悲，一切顺其自然，自然也还给仁者得以延年益寿的愿望。

［长寿因素］仁爱的思想品德。

［寿斯·寿思］养生必先养德，大德必得其寿。

［事实现象］**百岁寿星、长寿老人罗桂华。**

罗桂华，男，瑶族。一生最大的乐趣是唱山歌。他能自编自唱，既是歌手，又是歌师。他的体会是唱山歌能抛开一切烦恼，全身心地投入精神享受之中去，此时只有快乐，绝无痛苦。他的歌声甜美，歌才出众，能唱得让人流泪。最值得他回忆的是，曾有 22 位姑娘通过唱山歌，向他表达爱意。

他在山歌声中来到人世，也伴着山歌走过属于他的 105 个春秋。

［内涵差异］巴马的寿星们一生，就浸染于山歌的海洋里，唱山歌唱出了他们长寿的人生，也唱出了他们人生的快乐。

健康的心理和精神因素，对健康长寿的影响至关重要。巴马的百岁寿星、长寿老人心境平和，安于现状，没有任何苛求和奢望，脾气随和，性格和善，与世无争，存好心、行好事、做好人。寿星们精神状态的稳定，并

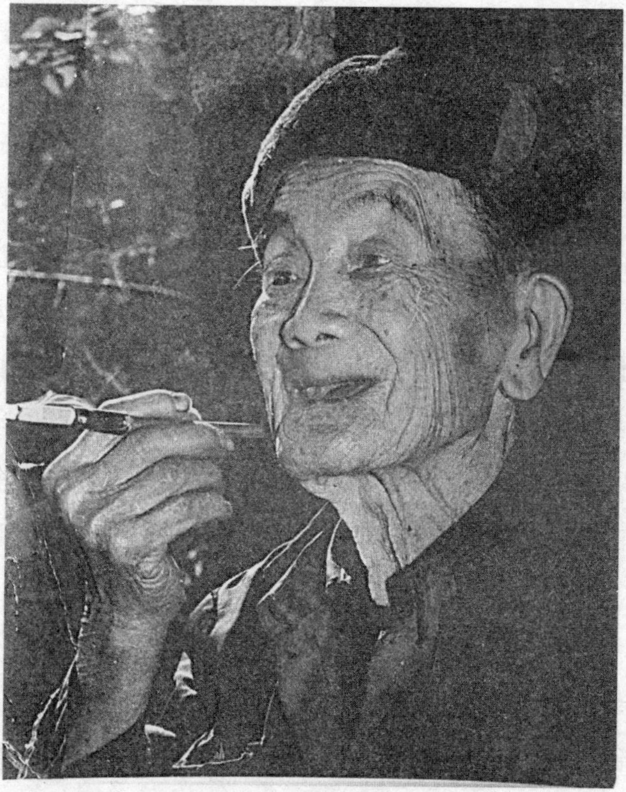

图30 罗桂华

不是说他们生活中没有烦恼、忧伤和痛苦，而是对外界的不良刺激，能够自克、自悟、自解，善于驾驭自己的情感，始终保持平和的心境。

自我常调调，七情要平平，情志要节制。对于任何重大变故和日常生活中所遇到的各种复杂问题，都要保持稳定的心理状态和达观的处世态度，顺应事物的自身规律去解决问题。

加强自身和客观环境的改造，以适应生存的需要。适应是个体为满足生存的需要而和周围环境发生的调节作用，或改造环境以适应个体的生存需要，或改造自身以适应环境的要求。心理健康要求自身和客观现实环境保持和谐的统一。对生活中出现的各种问题，要以良好的心态，面对现实、沉着冷静、积极稳妥地加以处理。

自我心理调适。经历了人生中的人和事，往往有更多的感慨，触景生情，使人情绪有所变化，这是正常的反应。人的心理活动分为认识系统如感觉、知觉、表象、记忆、想象、思维等，动力系统如需要、动机、情感、兴趣等，调节系统如意志等，和制约系统如能力、气质、性格等，自我心理调适，就是从以上诸多方面全面考虑问题，最终目的达到心理、行为与环境要统一，知、情、意、行心理活动完整和协调，个性心理特征稳定，心理健康，塑造健康人格，做一个全面的健康者。

巴马百岁以上的老年人，大多数都不识字，大山又挡住了他们了解外界的信息，思想相对单纯，没有太多太杂的私欲，对社会、家庭、命运等，一切都看得开，荣辱皆忘。虽然没有宗教信仰，但受儒教、道教传统思想的影响，相信善恶有报，相信在现实世界之外，还有祖先和神灵的保佑，所以一旦生活发生变故，也认为是天意而顺其自然。

饭养人，歌养心。当没有地方活动时，唱歌也是一种运动，通过腹式呼吸引起膈肌的升降，使得胸腹腔活动，可以使肺活量增加，吸入更多的氧气，使更多的氧化参与体内的新陈代谢，减轻疲劳程度，加速体力恢复，使血氧浓度提高，改善血液循环，牵拉内脏缓缓运动，起到按摩内脏的作用，增加回心循环血量。

［追本溯源］巴马 90 岁以上的高龄老年人，当中绝大多数有喜爱唱山歌、听山歌的嗜好。因为在他们还年轻的那个时代，文化生活相对匮乏。特别是山区农村，赶歌圩、唱山歌是唯一的文化娱乐方式了。单单巴马就有几十处规模较大的歌圩，足见山歌文化对巴马人民的精神生活的需要程度。

诙谐、幽默、风趣的对歌场面，唱者忘情，听者陶醉，乐开心怀。生活的坎坷，劳作的艰辛，思想上的苦恼等情绪，都会随着甜美的歌声化忧为喜。唱山歌能使人大脑的逻辑思维活跃，声带、胸腔得到适当的运动，特别是比试歌才的对唱，为了难倒对方，歌词不乏戏谑诙谐之意，逗得听众哄堂大笑，刺激人的神经而产生的心理快感。释心的快乐和精神的满足，不论是歌师、歌手或者听众，都有快感的收获，都有心声的愉悦，无疑是延寿的秘诀之一。

幽默是一种积极的心理预防形式，善用幽默的人最健康，因为幽默能使人心情舒畅，能够调节人们神经中枢，有利于排泄积郁，解除疲劳和烦恼。幽默的直接效果是产生笑意。

笑是人的健康妙药，是最优美、最自然、最良好的自我保健运动。笑可以使人体内的膈、胸、腹、心、肺甚至肝脏得到短暂的运动锻炼，促进肌肉和五脏六腑舒适，能使人筋骨舒展，全身肌肉放松，有利于肺部扩张，呼吸通畅，促进血液循环，气血平和，消除大脑皮层和中枢神经的疲劳，调节人的情绪，心情愉快，人的大脑皮层调节机体生理活动的功能正常，各个器官也都能正常进行工作，并经常保持一定的储备力量，衰退现象的出现就减慢和推迟，从而延长寿命。

［长寿因素］乐者寿。

［寿斯·寿思］乐才能“扣住”长寿。

笑是最优美、最自然、最良好的自我保健运动，适于全人类，没准将来奥林匹克运动会，也会增加此运动项目呢！然而是运动就有不适合参加的人。

幽默是积极心理预防形式，善用幽默的人最健康。

［事实现象］**壮家歌仙。**

前已提及的百岁寿星、长寿老人黄娅暖，人们都知道她是个慈心向善的好人；而她又是壮家歌仙的背景，却鲜为人知。20 世纪 20 ~ 30 年代，可以说是黄娅暖时代。她的芳名在巴马的那桃乡、羌圩乡、凤凰乡等百里壮乡无人不晓。一是人长得漂亮，二是歌才超群，出口成歌。她可连续对歌十天十夜，无一句歌词重复，歌词还以彩话为主，方圆百里无人能唱赢她。很多满腹歌才的青年男子跟她对歌，最后也只能跪拜认输。

她过人之处是不仅能编五言、七言歌，六言、八言、九言的押腰脚韵勒脚歌，也能即编即唱；歌词赋、比、兴的运用，可以用炉火纯青来形容。因此，她在哪个歌圩出现，那个歌圩便是人山人海，她的歌才及人格魅力，于此可见一斑，歌仙殊荣受之无愧。

结婚生子、当家立业之后，她便由台前转为幕后，平时多以歌师的身份参加歌圩活动。如今虽已百岁的她，村里只要有山歌对唱，必定到场助战，给后生指点迷津。日常生活中，她连跟家人说话，都不免带有山歌语言的表达色彩。这就是歌仙黄娅暖的乐趣。

［内涵差异］时光带走了黄娅暖的青春年华，但山歌却成为黄娅暖生活中不可或缺的精神享受。一生与歌相伴，以歌为乐。

［追本溯源］壮、瑶各族都有各自独特的民族习俗，

都以歌舞的形式，来表现对美好生活的追求，对生命的关爱。瑶族的“祝著节”也叫达努节，意即“不要忘记”，纪念瑶族始祖密洛陀，壮族的“三月三”歌节、“牛魂节”都是每年必须举行的节庆。这些活动给人们带来精神寄托，陶冶了人们平和的心态，也带来了健康长寿。

［长寿因素］参见百岁寿星、长寿老人罗桂华中的［长寿因素］。

［寿斯·寿思］知足者常乐，善笑者长寿。

［事实现象］**百岁寿星、长寿老人陈小灵。**

陈小灵，女，汉族。1926 年参加百色起义领导人之一韦拔群（1893～1932 年）在东兰创办的农民运动讲习所，由于生性活泼，口齿伶俐，爱唱山歌，韦拔群将她编入山歌队，到各地宣传革命道理，号召人们起来革命。她除了唱山歌外，还爱唱革命歌曲。

如今已过百岁的她，每天在闲静之时，还会情不自禁地哼上几句。

［内涵差异］自我陶醉，自娱自乐。性格开朗，乐观，襟怀坦白，无忧无虑。悠然自得。

根据心理年龄与生理年龄之间存在的关系，通过调整心理年龄，以便诱导、反馈作用于生理年龄的变化，

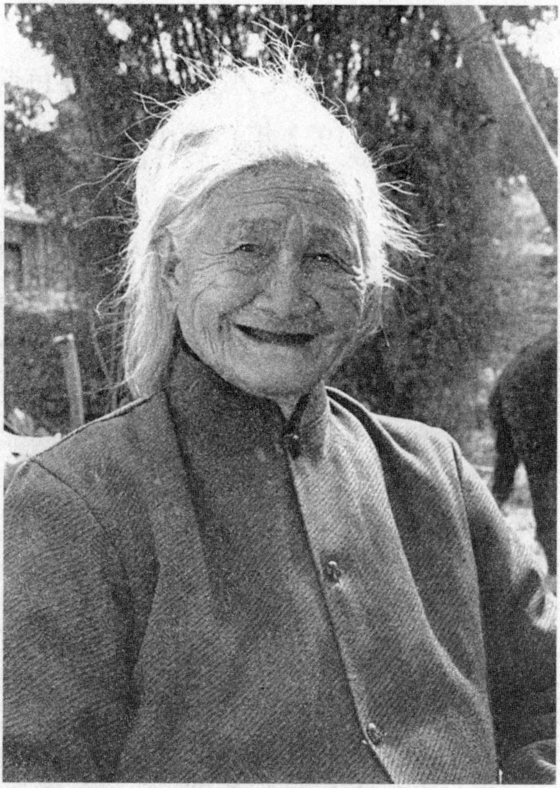

图 31 陈小灵

有利于防治疾病。

［追本溯源］陈小灵的名字就是当年韦拔群给她取的。老人对此引以为豪。

［长寿因素］自得其乐。

［寿斯·寿思］人生本来好 happy，何必苦苦去 worry！

［事实现象］**百岁寿星、长寿老人黄彩珍。**

黄彩珍，女，壮族。十七八岁时参加百色起义领导人之一韦拔群（1893～1932 年）的山歌队，用山歌的形式宣传革命道理。

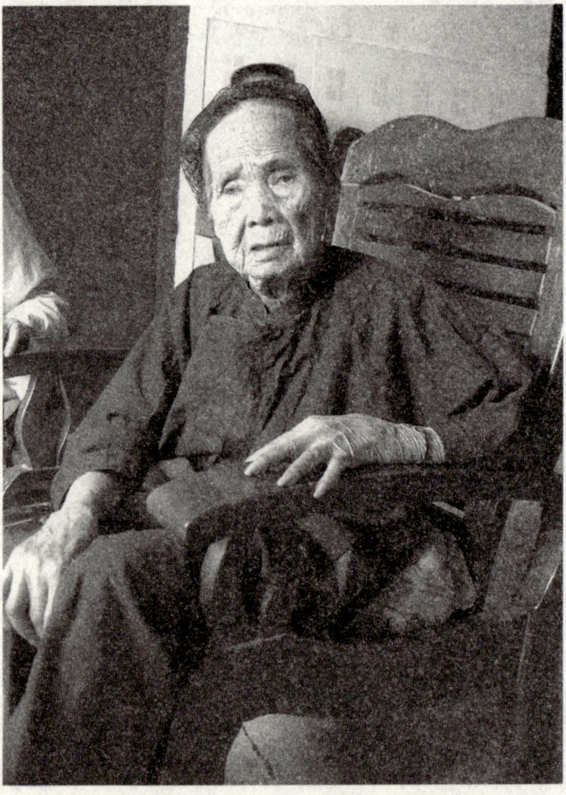

图 32　黄彩珍

如今虽已过百岁，但编歌的能力仍不减当年。相对于别的歌手，她比较擅长编唱时政歌。只要有人去采访她，她都会即兴编出一串串的山歌来，令人叹服。

［内涵差异］巴马的寿星们一生，就浸染于山歌的海洋里，唱山歌唱出了他们长寿的人生，也唱出了他们人生的快乐。

［追本溯源］巴马90岁以上的高龄老年人，当中绝大多数有喜爱唱山歌、听山歌的嗜好。

［长寿因素］参见百岁寿星、长寿老人罗桂华中的［长寿因素］。

［寿斯·寿思］参见百岁寿星、长寿老人罗桂华中的［寿斯·寿思］。

［事实现象］**百岁寿星、长寿老人谭桂莲。**

谭桂莲，女，106岁老歌手。平凡的不能再平凡的故事。

［内涵差异］参见前已提及的爱唱山歌百岁寿星、长寿老人的［内涵差异］。

［追本溯源］参见前已提及的爱唱山歌百岁寿星、长寿老人的［追本溯源］。

［长寿因素］参见百岁寿星、长寿老人罗桂华中的［长寿因素］。

［寿斯·寿思］唱歌也是运动，五音不全也要唱。既

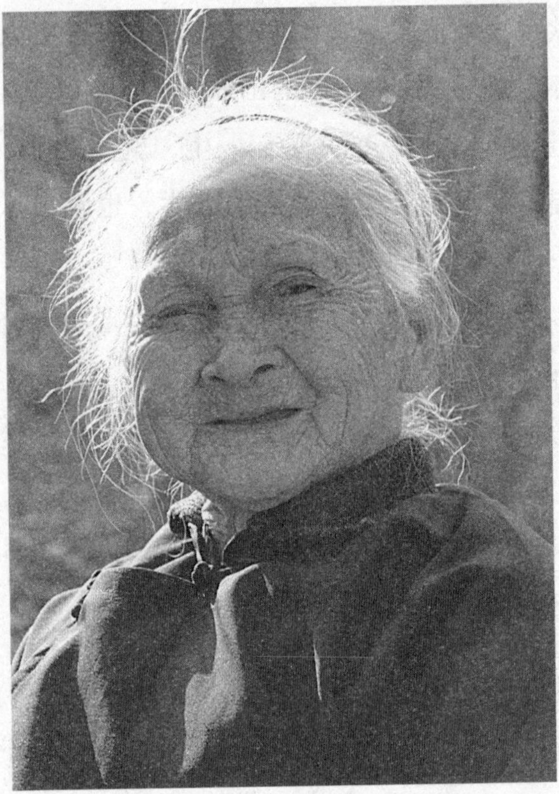

图 33　谭桂莲

然是运动，不适合运动的情况就不宜唱。

［事实现象］**百岁寿星、长寿老人梁增盈。**

梁增盈，男，光绪二十六年生于今巴马那桃乡民安村。他读完 6 年私塾，又读了 1 年民间大学，即相当于现在的初中一年级，成了乡土秀才，算是巴马众多寿星中的文化人了。青年时在平林村塘乐小学任教，由于嫌教书收入微薄，年轻气盛的他，凭着有一定的文化基础，毅然辞去教职，外出闯荡谋生。直到1946年，已过不惑之年的他，才返回家乡，娶巴马镇那桑村的陆氏为妻，定居于巴马街。一生躬耕务农，清心寡欲，享了百年人生之厚福。

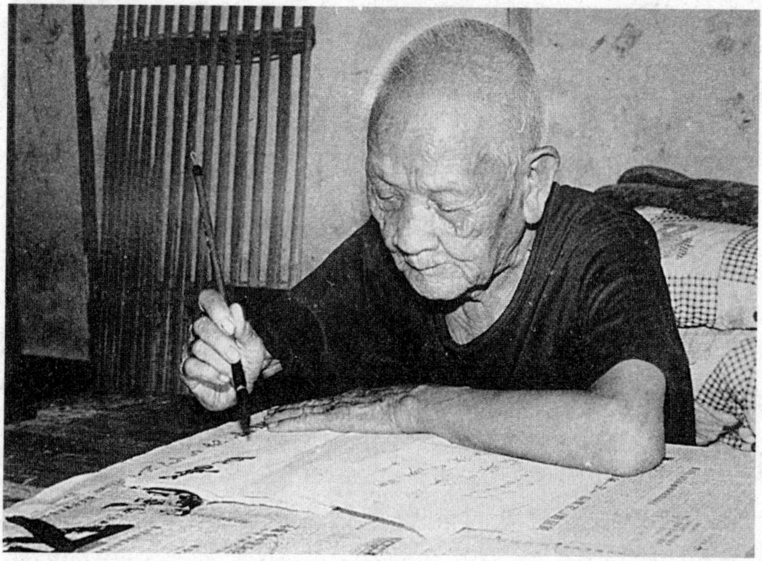

图34 梁增盈

［内涵差异］当时社会战乱无常，民不聊生，自然会事业不顺。

［追本溯源］天择地授，世外桃源。巴马山好水好，

空气好，地磁更好。蓝天白云，青山如黛，碧水似玉，田园阡陌，竹篁婆娑，宁静安详的村落，明媚充足的阳光，清新纯静的空气……长寿的环境基础，巴马一应俱全。

［长寿因素］清心寡欲。

［寿斯·寿思］对外界各种事物的刺激，顺其然而适应，既来之，则安之；对外界事物的反应，要顺之而去。思想上，把事情看得淡一些；行动上，脱离导致不良情绪的环境。

［事实现象］**百岁寿星、长寿老人李先应。**

李先应，男，汉族，1898 年农历十一月七日出生于巴马那桃乡平林村。由于家境贫寒，仅上两年私塾，便辍学在家务农。1918 年结婚，育有子女 5 人，如今五代同堂。

“我一生没有吃过一餐饱饭，也没饮醉过一次酒”，这是他常说的话。他主张饭吃七成饱，反对暴饮暴食，认为应适可而止。他这一性格，方圆几十里无人不知。他从不吃早餐，不吃宵夜，每天上午 10 点钟吃早饭，下午 6 点钟吃晚饭，几十年如一日，持之以恒。

百岁寿星的他能一口气将旧体“三字经”一字不漏地背出，不能不算是个奇迹；而一生中没有吃过一餐饱饭的他，却演绎了百年人生神奇经历。

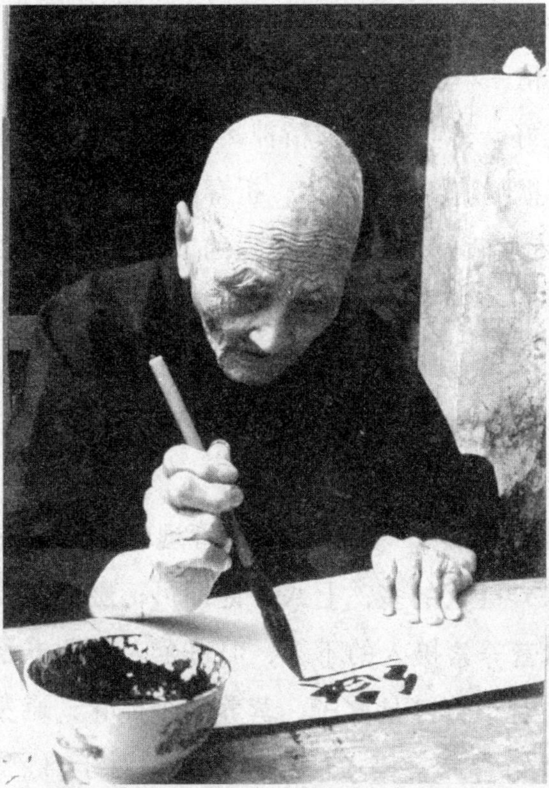

图35　李先应

［内涵差异］医学专家分析发现，饭吃六七成饱的人几乎不得胃病。

适当限食能延缓衰老、实现长寿。饮食要有节制，应以适量为宜，不饿刚刚好。能够摄取必要营养的人要比吃得很多的人更健康。——古希腊哲学家亚里斯提卜（公元前435—前360）。日常生活中，就有不会吃的人。宁可少而精，不能多而烂，“贪多嚼不烂”，只追求数量，质量不会好。善吃饭者长精神，不善吃者生疾病。饮食不节，可损脏腑，诸病丛生，折寿损命。

［追本溯源］李先应有很强的节制能力，说到做到，保持良好的饮食习惯，一生没有得过胃病，其他小毛病也没有，以饱满旺盛的精神状态和健康的体魄，走过一个世纪。

［长寿因素］修心养性享天年。

［寿斯·寿思］要自我饮食管理。避免营养绝对过剩，营养素摄入的多，七八分饱即可；避免营养相对过剩，虽然营养素摄入的不多，但每个人对营养素的需求不一样，对于自己是多了，营养需个体化；避免营养不平衡，虽然营养素摄入的不多，同时对于自己也不多，但各营养素之间比例失衡。

饱时无美食。好东西也要悠着点吃，别把一辈子的饭提前吃完！“超载了！”唯一的用处就是造粪机！

［事实现象］**百岁寿星、长寿老人黄彩顺。**

黄彩顺，女，壮族，1902年生于巴马甲篆乡平安村龙劳屯。3岁时，父母亲相继过世，由叔、伯、外婆等11

家亲属轮流抚养成人。27 岁时，与同村的黄卜桃成亲，生育 1 儿 1 女。

年轻时的她思想激进，曾参加百色起义领导人之一韦拔群（1893～1932 年）领导的工农武装斗争。全国解放后，她先后担任村妇女主任、县人大代表等职。现享受红军失散人员政治、经济生活待遇，由政府供养。

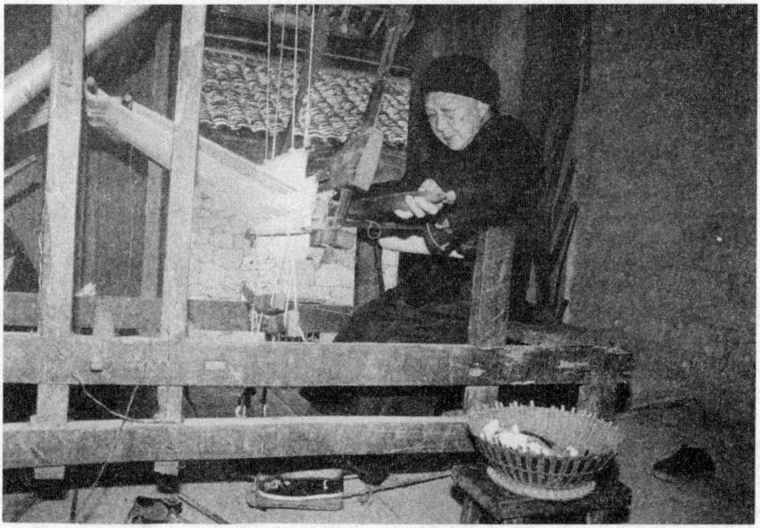

图 36　黄彩顺

她是当地最为出色的织布能手。以种植棉花纺织土布出售，作为主要的经济收入来源。年轻时，她每天能织出几丈的土布；如今已过百岁的她，眼不花，手不抖，腰不弯，在身体没有毛病的情况下，非但生活能够完全自理，还能纺纱，飞梭织布，每天还能织出土布达6米多长。

豁达、开朗、热情是她的性格特征。每当有客人来访，她能用流利的桂柳话与客人交谈，口齿伶俐，思维敏捷，深得人们的赞叹。

［内涵差异］飞梭走线织出了百个春秋。

［追本溯源］根据心理年龄与生理年龄之间存在的关系，通过调整心理年龄，以便诱导、反馈作用于生理年龄的变化，有利于防治疾病。

［长寿因素］情志舒畅。

［寿斯·寿思］遇事不恼，长生不老。

［事实现象］**百岁寿星、长寿老人黄凤兰。**

黄凤兰，女。没上过学，没有文化。从小就喜欢剪纸艺术，开始跟母亲学剪一些花鞋之类的画稿，构图简单呆板，并无多大的出息。从16岁起，她改变技法，大胆创新，提倡题材多样化。见什么剪什么，花卉翎毛，飞禽走兽，都是她选材范围。久而久之，她成为当地的热门人物。由于她技艺超群，很多农村妇女为做花鞋、门帘、枕套等，专程远道而来求画稿样，她都能供之以求。

如今已经103岁的老年人，宝刀未老，每日还陶醉于

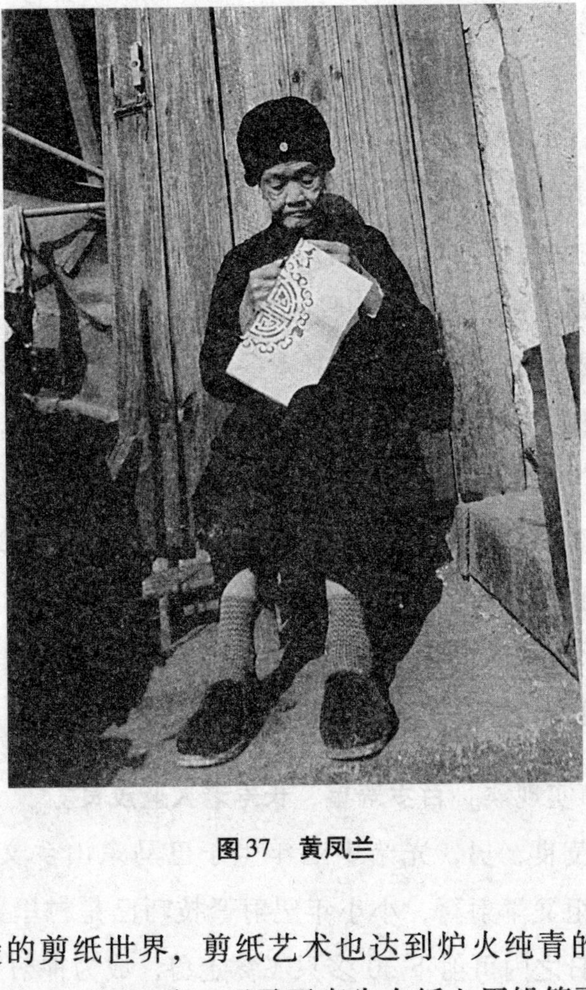

图 37　黄凤兰

她心爱的剪纸世界，剪纸艺术也达到炉火纯青的地步。不戴眼镜，不用画稿，不需要事先在纸上用铅笔画轮廓，就能剪出纷繁复杂的作品。一张白纸和一把剪刀，经她的摆弄，就能随心所欲地剪出形神兼备的作品，就能幻化出一件件精美的剪纸作品来。“龙凤吉祥”“蝶恋花”

“喜鹊鸣春”“鸟鸣图”等，一幅幅生动的剪纸作品，脱手而出，给人清新、明快、优美、热烈之感，每一幅剪纸作品，从构图、刀法到整体效果，无不流露出，她对生活真情的描绘和无限的热爱。

［内涵差异］巴马民俗民风淳朴，民间文化艺术多姿多彩。黄凤兰已经达到物我两忘的境界。

虽然目前的百岁老人中大多不识字，也没有宗教信仰，但却受到儒家、佛家、道家传统思想的影响，他们以忠厚传家、孝道治家，相信善恶有报的因果观。

［追本溯源］寿星们一生清苦，却始终乐观向上，对生活充满希望。

［长寿因素］对生活的无限热爱。

［寿斯·寿思］命的确掌握在自己的手中。

［事实现象］**百岁寿星、长寿老人蓝茂良。**

蓝茂良，男，光绪十三年生于巴马东山乡文钱村。自幼和祖父学射弩，小小年纪射弩技巧已是村里数一数二，一日之内可射下 30 多只飞禽走兽，成为神射手。从 25 岁起，到百色起义领导人之一韦拔群（1893 ~ 1932 年）组织的农民运动讲习所学习，成为农民革命运动的骨干分子，曾任中国工农红军右江独立师瑶族独立营大队长。由于枪法超群，机智勇敢，在战场上出生入死从没有挂过彩。

看着后生们外出参赛，带回一块块金光闪闪的奖牌，他就忍不住射弩之瘾，时不时还要操弩演练一番。别看他已年过百岁有加，还能将50公斤左右张力的弩弦，亲身拉上板勾，命中率是八九不离十，体力与眼力于此可见一斑，令村里的年轻弩手惊叹折服。

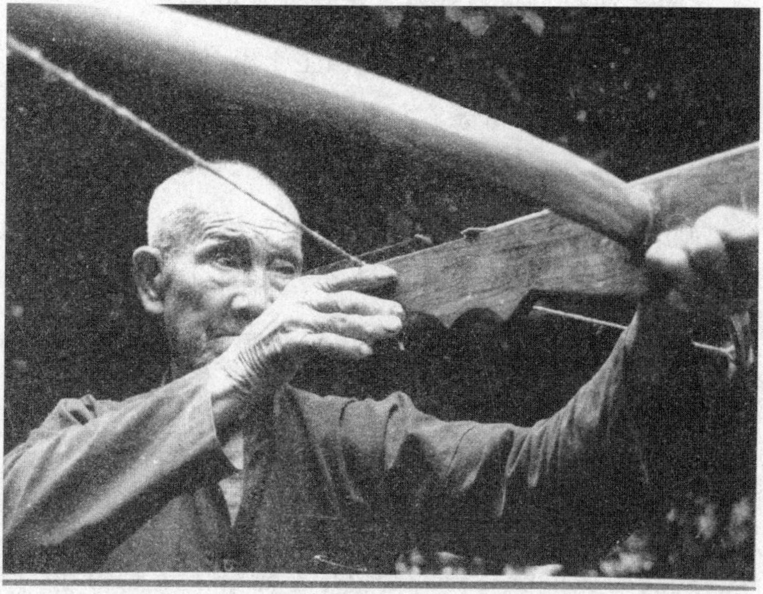

图38 蓝茂良

［内涵差异］蓝茂良在回忆往事时说，之所以能幸免于难，归功于长期射弩练就的好眼力。

［追本溯源］蓝茂良所在的文钱村，如今是广西有名

的射弩之乡。射弩事业后继有人，是和他言传身教分不开的。

［长寿因素］长期运动锻炼。

［寿斯·寿思］不劳动、不锻炼，肌肉不会发达，骨骼不会坚实，身体不会强壮。

［事实现象］**百岁寿星、长寿老人邓妈爱。**

邓妈爱，女，1896 年冬天出生于巴马那桃乡那敏村。从儿时起，跟随父母亲在深山老林，过着刀耕火种的生活。

她一生三度嫁人，前两次都因为孩子夭折，被丈夫认为是克子命而遭遗弃。1927 年，她同已二度丧妻的李卜仙，结成患难夫妻，定居于巴马燕洞乡岩廷村，生育 4 女 1 男，如今儿孙满堂。

她是 3 个世纪的见证人，对生活没有太多的奢求。日出而作沐浴自然，日落而息享受宁静。人与自然和谐统一，常浸润在怡然自得的心境中。她终生辛勤劳作，常走山路爬坡，肩挑背驮。如今，她仍然没有远离劳动，还像年轻人一样劳作。每天不是到坡上拾柴，就是下地捡猪菜。带重孙子、做饭、喂猪等家务活儿，都是她一手操办。儿孙们都劝她好好休息安度晚年，可是她哪里会依着儿孙们的劝意，“儿孙们的情我领了，可是哪天不能出门做点活，反觉全身酸痛，像发痧似的，吃不香、睡不甜，这份罪我可受不了啊。”

面对世态炎凉、人情冷暖，她深情地说：“我从不怨天尤人，凡事都想得开；与邻里和睦相处，同家人也相敬如宾。我不好动怒，心静如水，所以上帝才让我在世上多住些日子吧。”

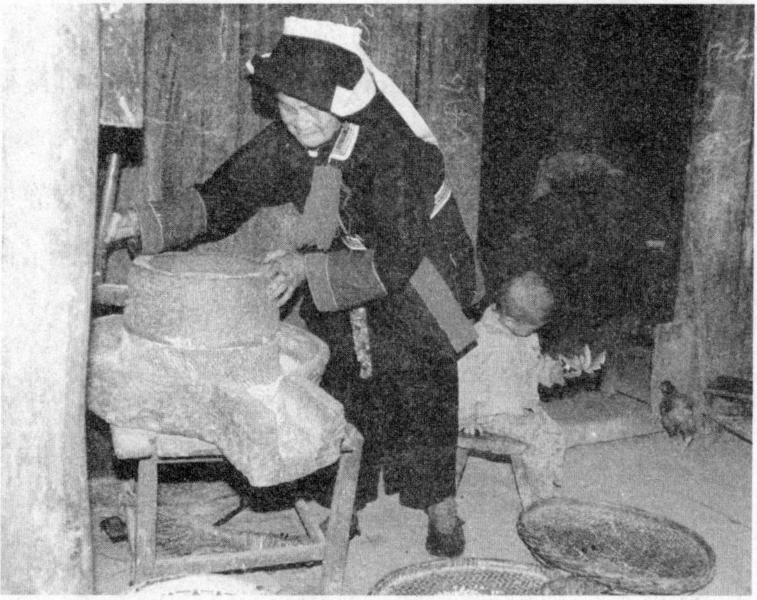

图39　邓妈爱

［内涵差异］昔日之悲，是封建礼教制度下，妇女悲惨命运的真实写照；现如今，她们的脸上充满的是慈祥与幸福的笑容。人生如梦，往事如烟。邓妈爱没有把前

半生的苦，当作是一种心理障碍；她早已把昔日之悲，抛至九霄云外。

劳动对她来说，已不是因生活所迫，而是当作延续生命的第一需要。百岁后仍以家务劳作为乐趣。

日出而作，日入而息。这种比较严格的节律，是顺应自然、适应环境的结果。天地、四时、万物对人的生命活动都会有影响，要想在自然界中求得自身平衡，首先要顺应自然规律，顺应四时气候变化，保护生机遵循自然变化的规律。

[追本溯源] 朴实的语言淡如水，平静的心态静如水。这就是邓妈爱的人生写照。再者，知足常乐，乐而不衰，在她身上也同样得到了印证。

[长寿因素] 知足常乐，乐而不衰。心静如水。

[寿斯·寿思] 放大快乐，缩小痛苦。

[事实现象] **巴马当今最高寿124岁。**

前已提及的百岁寿星、长寿老人罗秀珍，据其自述：

1991年3月生了一场大病，几乎是同时耳朵听不见一点声响，眼睛看不见任何东西，头发似秋叶般落光，牙齿也掉得一颗不剩，感觉像是“死到临头”了。记得屋后山上，有一种生在石缝间野菜味道很好，这时很想吃。家人便去采集给她吃。过了几天，病情便有了好转。

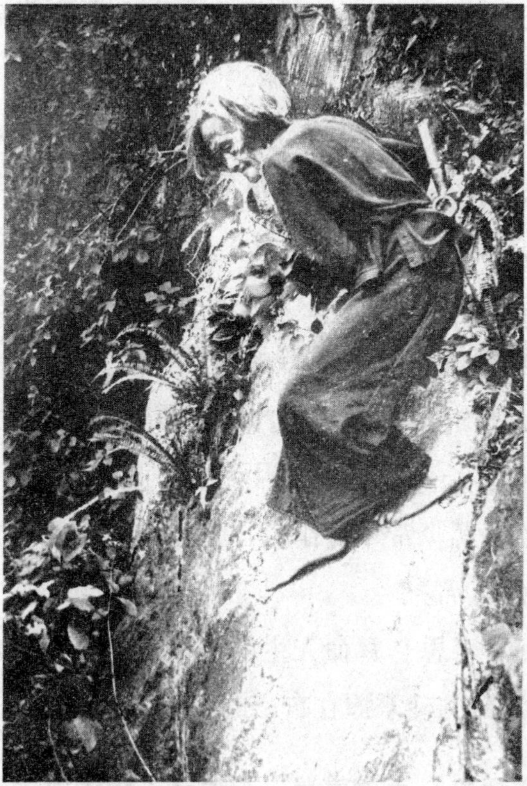

图40 罗秀珍 +

先是身上的老皮剥落，长出新皮，又红又嫩；在身体慢慢康复的同时，头上长出不少的新发，还长出了几颗牙齿；视力和听力都恢复如初了。

她的儿子介绍：母亲自年轻时就特别喜欢野菜，这一习惯至今仍未改变。另一个特点是闲不住，她百岁以后还是每天都上山打柴、捡猪菜、护理庄稼等劳动，早出晚归，日复一日，劳作不辍。

［内涵差异］如果说一个人能活到百岁，就让你为之惊叹的话，那么，一个花甲再周的老年人，如今能每天上山劳作，便是一个奇迹了。

［追本溯源］罗秀珍返老还童神奇的经历。

研究者发现，除了独特的自然条件，合理、清淡的饮食结构，贴近自然、享受自然、顺应自然的生活方式，也是巴马人多长寿的主要原因。

［长寿因素］常年劳作，心胸豁达，清淡饮食，知足常乐，乐而忘忧。

［寿斯·寿思］算命先生都是看想知道自己命运好不好人的手，命的确掌握在自己的手中。

［事实现象］**百岁寿星、长寿老人陶运海。**

陶运海，男，出生于巴马东山乡优雅村弄由屯。18岁那年，本村一户人家准备娶媳妇，请他等十余名壮汉上山砍柴，以备办酒宴之用。在山上连砍三天后，准备往山下扔柴。

说来也怪，扔柴的这天上午吃饭时，其他人都无异样反应，唯独他的那碗饭“夹生”。他觉得有点不祥之兆，但碍于面子，只好随同伴一起上山。大约在太阳下山时分，正准备收工时，“天有不测风云”，山上发生石崩，滚石声由远及近，未待定神细瞧，一块篮球大的石头，不偏不离地砸在他的头上，而其身后是100多米深的悬崖。没等周围的同伴缓过神来，一旁的他已没了踪影。

悬崖下面乱石密布、柴木成堆。被石块击下悬崖的他一路翻滚，只觉天旋地转、头昏脑胀。神奇的是他竟未碰到一木一石，摔在一块坎上后，又往下滚了50多米，仍未被杂物挡道。这一切似乎都不可思议，似有神助。山下的人听到声响，恍忽好像有东西从山上滚下，瞬间即逝。不知是何物，走近一瞧，众人吓得目瞪口呆。原来，不省人事的他，头顶裂成3瓣，脑血四溢，血浆满面，鼻腔仅存一丝余气。

奄奄一息的他，被众人抬回家后，家人立即到邻近村，请来一位中医医生韦卜结。韦卜结用草药给他敷住伤口。昏迷了七天七夜，他便奇迹般地苏醒过来了，但仍不能动弹和言语。与死神抗争40多天后，在家人及医生韦卜结的精心护理下，他基本上能下床走路了。这时，曾请他帮砍柴的那户人家，传来举行婚宴的喜讯，请他前去参加。那天，还拄着拐杖的他与同伴们一道，去赴那顿被他称之为与死神相约的喜宴。宴席上，同伴们为他大难不死干杯，一个个酒杯里，半边映着他战胜死神的笑脸，半边映着众乡亲对这奇迹的惊喜……

1962 年，69 岁高龄的他，与邻里一同上山开荒种豆。垦荒到悬崖边时，为除一蓬青草，他双手用力过猛，草断人翻，一步登空，一个后仰跌下几十米深的悬崖，又摔得血肉横飞。当大伙找到他时，已不省人事，气息将绝。眼看生还无望，家人有的主张就地掩埋了，有的家人却认为，老年人有妻室儿女，死也要在家里办个体面的丧事。于是，把他抬回家中，再次去请上次给他治疗的土医韦卜结。韦卜结检查后发现，他断了 3 根胸肋骨，内脏严重淤血，认为很难生还。当天，韦卜结已拒绝给他下药，明确表示等到第二天，如果他还未断气才下药。

第二天，被断定必死无疑的他，果然没有断气，还有断断续续的微弱气息，让韦医生和家人都大吃一惊。为了不食言，韦医生使出浑身解数，用草药给他进行治疗。

他 40 多天不能躺下，只能斜靠被褥，用布条绑好双手吊起以拉直上身，辅助断骨复位愈合。经过近两个月的精心治疗，终于转危为安。

他走完了 102 个春秋寒暑后消然仙逝，留下的只是他真实的传奇故事了。

［内涵差异］如果说陶运海战胜了死神，创造出奇迹，是因为当时还年轻体壮；而在他 69 岁高龄的时候，再次遇险，再次创造出奇迹，这不能不令世人惊叹！

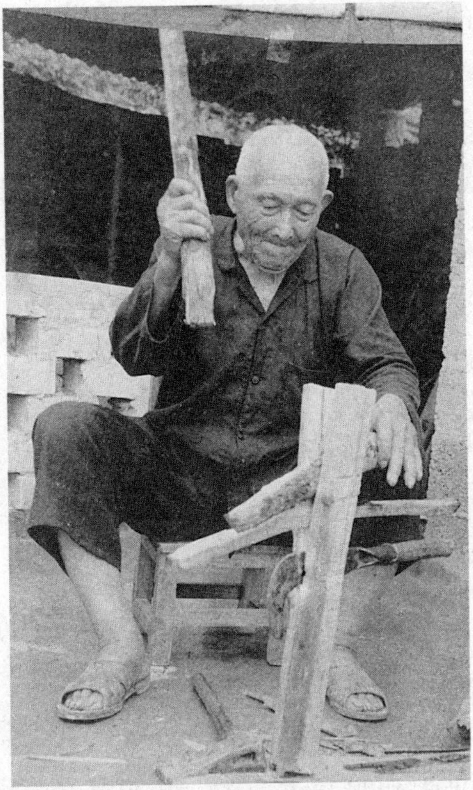

图 41 陶运海

［追本溯源］陶运海二度遇险，两次创造了奇迹，出人意料的是，他不仅没有任何后遗症，还健康地跨入百岁人瑞的行列，成为传奇式的人物。他身体是什么特殊“材料”构成的？不能不说是个谜，而给他治疗的土医韦卜结，享年 98 岁后也已西归，那神奇的秘方是否传后？

在中华医药的宝库中，这剂神奇的药方是应占有一席之地的。

［长寿因素］中国医药学这个伟大的宝库。

［寿斯·寿思］具体到改变不良生活方式要做到：个人卫生、生活规律、膳食平衡、二便通畅、戒烟限酒、充分睡眠、适量运动、良好心境、注意安全。

厄运和希望，就像是硬币的正反两面。

［事实现象］**百岁寿星、长寿老人罗乜政。**

罗乜政，女，瑶族，1860 年农历八月十三日出生于巴马所略乡百久村，所略乡尚勤村么妹寨人。

她一生以素食为主，以玉米为主食，副食为瓜类、豆类及薯类，蔬菜多以南瓜苗、红薯叶为主，还经常食用野菜如苦脉菜、雷公根、四季豆等，饮少量米酒。膳食特点以玉米粥和水煮菜为主，既当菜又当汤，一般不吃炒菜。日餐数不计，饿了就吃。

《巴马县志》记载，罗乜政身高 168 厘米，有几次挑 100 公斤的石灰，到 42 公里外的燕洞圩卖，也不觉得很累。罗乜政平时常吃的油料多是当地产的山茶油。

她心胸豁达，乐观，一生尤爱唱山歌，100 多岁还经常以山歌来逗乐，称唱山歌心情舒畅，精神愉快。

1990 年 5 月 5 日晚，她像往常一样，吃了一碗饭，喝了约200克米酒，一碗白开水，便上床休息。第二天，家人唤她起床，不见有动静，才发现她已“仙归”，享年130岁，是巴马最年长的女寿星。

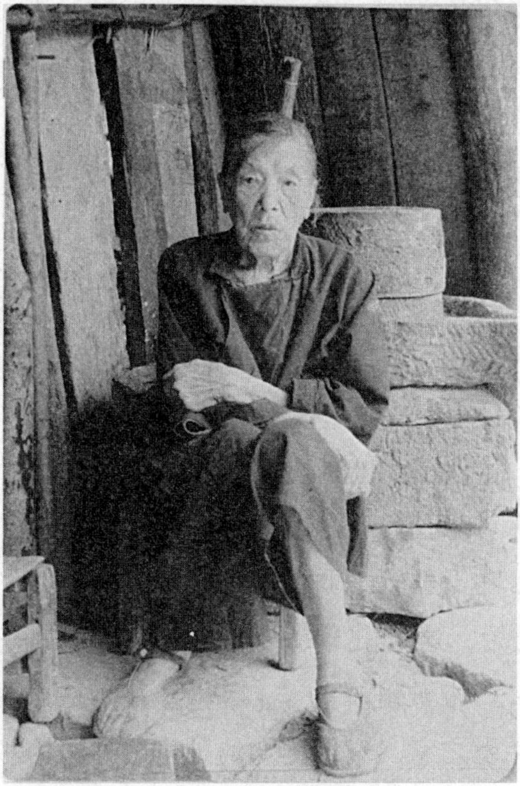

图42 罗乜政

［内涵差异］罗乜政无疾而终，安乐而去。

巴马山青水秀，生态环境好，巴马的长寿者不远离自然，以自然生活为乐，悠游自由、不暴饮暴食、开朗的心境和有规律的生活起居，具备充分的长寿条件。

不要完全排斥按需进食。按需进食，不是绝对地随心所欲，零食不离口；也不是毫无规律地随意进食，与一日三餐、按时进食的饮食习惯是相辅相成，互为补充的。

[追本溯源] 有人说死亡是人类的终极恐惧，而生命的延长就是对死亡和恐惧的抵抗。活的越长，当死亡来临的时候，悲伤越小，所以古人有“喜丧”一说。能够安详地老死家中，应该是人一生所能经历的最后以及最完美的幸福。

按老子的理论，应该是“柔弱胜刚强”。因为“人之生也柔弱，其死也坚强。……故坚强者死之徒，柔弱者生之徒。”女人虽然柔弱，但是“弱者道之用”，弱是万物生发之始。这和孔子所说“仁者寿”是一个道理。“仁”者，历来被解释为“仁慈”，其实这是不准确的。“仁”有生发之意，一切生物的种子都称之为“仁”，如桃仁、杏仁、芝麻仁等。“仁”还有知觉之意，这一用法目前还保留在中医的古籍里，如当肢体失去对痛痒的感知作用时，中医称之为“不仁”。女人孕育生命，女人敏感柔顺，女人比男人更贴近生命的本质、生活的实质，女人比男人更热爱生活、重视家庭。这些是女人比较长寿的哲学依据。

［长寿因素］以少用煎、炒、炸，多用蒸、煮、炖的方法为烹饪原则。以“五谷为养，五果为助，五畜为益，五菜为充”为饮食原则，以“粮为主，肉菜为副，水果为辅”为膳食结构增加营养。

［寿斯·寿思］无疾而终，终其天年。对治不好的病，对症治疗，减轻痛苦。长寿又健康，老人不遭殃；本人无痛苦，家人无悲伤。否则，人财两空！

［事实现象］**百岁寿星、长寿老人王云珠。**

王云珠，女，汉族。小学文化程度，是巴马寿星中为数不多的文化人。原居住百色市西林县，1975 年，85 岁的她随丈夫，迁到巴马文化街定居，享年 105 岁。

她从 40 岁起患哮喘病，历时 30 多年未能治好，天气一发生变化，就病得死去活来。因为她每次发病都极为严重，所人家人曾为她做了好几次的后事准备。

自从迁到巴马镇定居后，奇怪的是，她的哮喘病却不治而愈，连一般的感冒也没有。在巴马居住的 20 多年间从未复发，还加入到百岁寿星、长寿老人的行列。问她是什么原因时，她说：“鬼才知道呢？不过就感觉而言，主要是气候条件好。我回到巴马后，吃得香，睡得甜，呼吸特别顺畅。20 年了，没有上过医院。”

她愉快地享受着生活。每天还抽点时间，看看新闻。她还说：“人不读书，不知礼!”

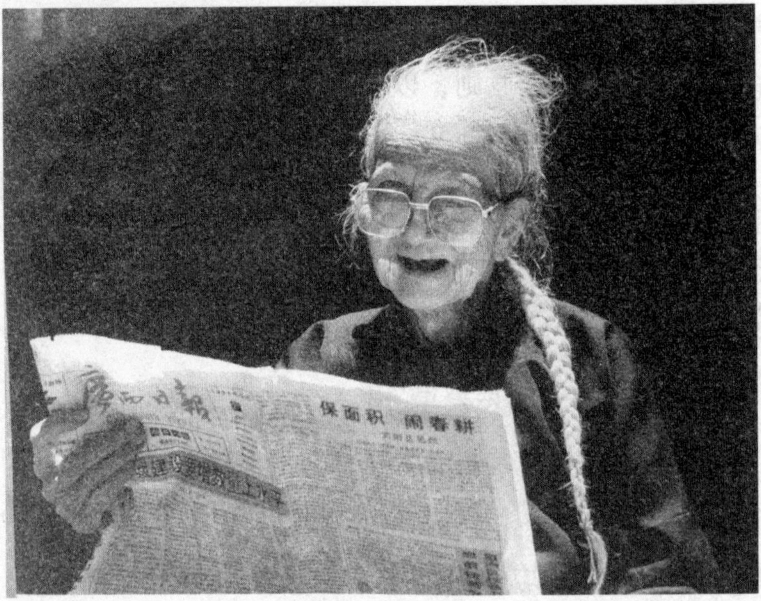

图 43　王云珠

［内涵差异］王云珠脱胎换骨。

高山地区，气候宜人，田园生活，是长寿的天然因素。

巴马自然环境优美，气候温和，土山与石山交错，风景秀丽，空气新鲜，气候宜人。年平均气温 20.4℃，最高 37℃，阳光充足，环境安静，无噪音干扰，海拔高度适中，一般都在 1500 米以下，其气温、气压都较低。

适宜的气候和丰富的植被为人类造就了舒适的生活环境，有益健康，利于长寿；巴马有益于人体的微量元素，一方面从食物中摄取，另一方面和当地的地质环境有密切的关系，巴马的地质环境对于人体的健康与长寿有密切的关系。

不饱和脂肪酸摄入和微量元素适当吸收是巴马人长寿的关键因素所在。

学习还是健康长寿的有效措施之一。读书求知，渐而深明天下事理，使精神和思想有所寄托。一个热爱生活、追求生活的老人对待晚年应有积极向上的态度。而学习可以使人奋进不已，视野开阔，永葆青春，对健康长寿有利。要有好的精神寄托。人是有思想和理想抱负的，一个人有了奋斗目标，才能使他克服人生道路上的坎坷，美好的信念可产生自觉的意志行动和积极的情感。

［追本溯源］王云珠："鬼才知道呢?"

［长寿因素］气候条件适宜，不饱和脂肪酸摄入，微量元素适当吸收。

［寿斯·寿思］没条件也能住"别墅"。

［事实现象］**百岁寿星、长寿老人韦汉儒。**

韦汉儒，男，壮族，小学文化程度，居住在巴马镇那坝村。

2006年，电影《撒谎的村庄》在巴马开拍。剧组邀请他出演一位百岁老年人的角色。导演王浩一风趣地说："百岁老年人演戏，完全达到剧本的要求，他原生态的表演真切、朴实，一定会让很多观众感动的。"

他从青年时代开始，在盘阳河以打渔为生，大半时间吃住在船上。直到90多岁，因家人的劝阻，才停止下河捕鱼。他一年没有生过病，身体强壮；一生没有花过一分钱的医药费。

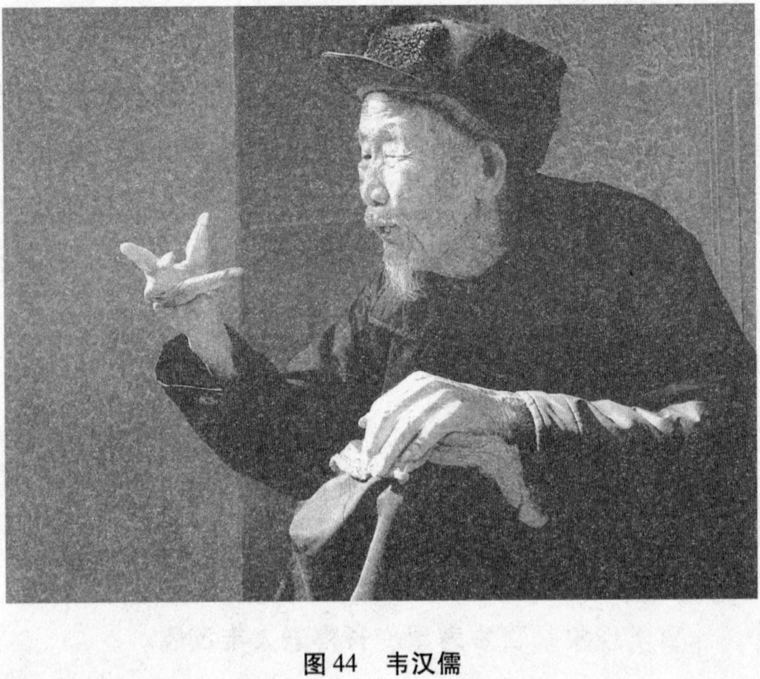

图44　韦汉儒

［内涵差异］在巴马众多的寿星当中，韦汉儒算是最幸运、最风光的一位，因为他年过百岁后，还能当上了电影演员。

［追本溯源］韦汉儒是盘阳河养育出来的百岁寿星。

百岁寿星、长寿老人各有各的不同情况，唯一能够成为共同特点的就是：日出而作，日落而息。适量的运动，一生都不曾停止劳动或运动。使肌肉发达，关节灵活，骨骼坚实，心肌纤维强壮有力，维持心脏和整个循环系统的功能处于较高的水平，对防止老年性心血管疾病有一定有作用。

生命在于运动。——法国作家、哲学家和启蒙思想家伏尔泰（1694～1778 年）。养生之道，常欲小劳。——唐代著名医学家孙思邈。动则养形，活则血流。流水不腐，户枢不蠹。运动可以提高身体新陈代谢，能预防和治疗高脂血症，预防中风发生，使各器官充满活力，长年这样做，尤其是对心血管系统，更是非常有好处，从而推迟向衰老变化的过程。适度的运动锻炼，可以使生活和工作，充满朝气蓬勃的活力和轻松愉快的乐趣；可以帮助建立生活的规律和秩序，提高睡眠的质量，保证充足的休息，提高工作效率；可以提高人体的适应和代偿功能，增加对疾病的抵抗力……。活动好比灵芝草，何必苦把仙方找。——四川 116 岁老中医罗明山（1867～1983

年)。总之，有规律的活动，利用各种机会进行适当的运动，可以健全体魄、防病防老、延长寿命，是古往今来健康长寿的秘诀。

一个人长期不劳动，不锻炼，活动的肌肉组织就会逐渐被不活动脂肪和结缔组织所替代，身体各方面的功能就会减弱，容易患一些心脑血管等慢性疾病。老年人每天进行多次轻度的运动，可以增强体质，延年益寿。

运动可促使脑血循环，改善大脑细胞的氧气和营养供应，延缓中枢神经细胞的衰老过程，提高其工作效率，使人精神愉快。尤其是轻松的运动，可以缓和神经肌肉的紧张，收到放松镇静的效果，对神经官能症、情绪抑郁、失眠、高血压等，都有非常好的治疗作用。

世界万物，运动是永恒的。有规律活动，适当运动，使人健全体魄、防病防老、延长寿命。

到西天取经的过程，也就取到真经了。

生命在于运动，生命在于静止，两者并不矛盾，因是从不同角度而言。动静不可偏废，应动静结合。

[长寿因素] 坚持运动锻炼。

[寿斯·寿思] 能动就动动，尽可能动动。屁股别太沉，懒得动的结果就是，将来彻底动不了，想动都动不成了。

人生是走出来的。但有些运动会透支健康。不运动锻炼和运动锻炼过度，这两个极端，一样对人健康有害。做任何事情，都要掌握好平衡关系，找到平衡点，拿捏好个度，才能天长地久。

“多谢了，我请你运动去!”这才是真正感谢人的做法。

［事实现象］**百岁寿星、长寿老人三姐妹。**

老大卢迪花，老二卢迪小，老三卢金妹。原住巴马西山乡。

她们幼年失去父母，上无兄，下无弟。留下凄凄惨惨三姐妹，穷得栖身无房，填肚无粮；石山上的溶洞，供她们避风雨、躲野兽；靠野菜、野果充饥活命。

在苦雨凄风中长大的三姐妹，最后各自成家立业、儿孙满堂。如今，苦难的三姐妹，如愿以偿地成为，巴马三颗长寿之星：老大卢迪花 110 岁，老二卢迪小 102 岁，老三卢金妹 98 岁。

［内涵差异］长期以来，人们认为遗传基因是长寿最主要的因素，但长寿科学研究专家发现，在形成长寿的因素中，遗传只占 15%，85% 要靠后天努力。“我命在我不在天”，生命之存在、年寿之长短，不完全取决于天命，还取决于自身，命的确掌握在自己的手中，即首先要使人体正气充沛。养生过程中努力发挥主观能动作用，

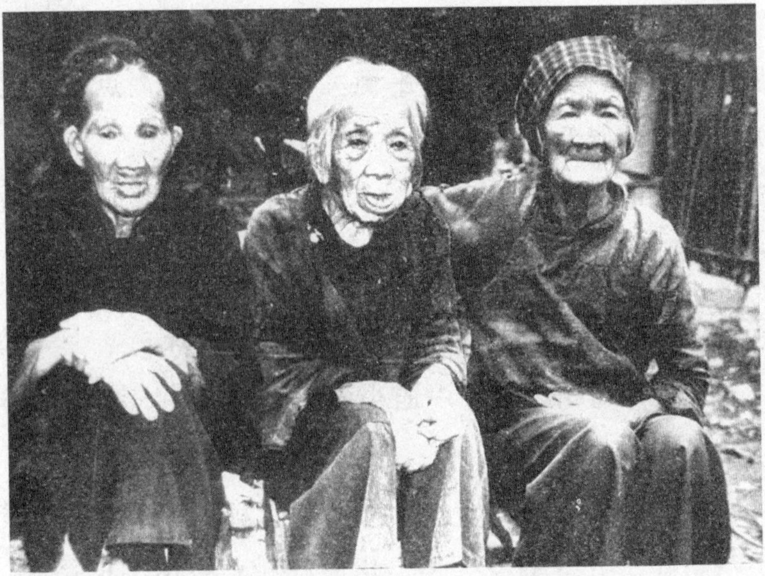

图45 卢迪花、卢迪小、卢金妹三姐妹

完全可以达到健康长寿之目的。

人类健康后天修养十分重要。巴马的长寿与地理、气候、环境有密切的关系，长寿老人良好的生活方式、合理的膳食结构有关。

人类健康长寿与否也是自然环境质量的重要指标。

巴马人之所以长寿，是与巴马有美好的自然资源环境、无污染的生态保护和食物是分不开的。巴马的长寿老人所居住的地方都有良好的生活环境，美好的大自然给老人的生活带来愉快和欢乐，以及有规律的生活方式与环境的协调和谐相处，更重要的是长寿老人还有更为和谐的家庭和社会环境。

［追本溯源］也许是前半生的生活太苦了，上苍便给三姐妹延长生命作为补偿，使她们拥有长寿，来抚平幼时的伤痛。

［长寿因素］后天修养。

［寿斯·寿思］物极必反，根烂透了也许会变为新生苗的肥料。

［事实现象］**百岁寿星、长寿老人黄卜新。**

黄卜新，男，107 岁，五代同堂。居住巴马巴盘屯。

他早年参加百色起义领导人之一韦拔群（1893 ~ 1932 年）组织的巴盘农运组织，是农运会组织中的骨干分子。从 1927 年起，曾先后参加在甲篆歼剿百色反动武装征粮队的战斗，参加发生在巴盘狮子洞的反围剿战斗，参加右江独立师的捉奸队。在枪林弹雨中，出生入死，英勇杀敌。1932 年右江独立师的领导人相继牺牲后，右江革命武装斗争进入低潮时期。他与红军组织失去了联系，回家务农。

全国解放后，他享受红军失散人员的待遇，安享百岁之福。

［内涵差异］黄卜新是村里最长寿的老年人，人们誉

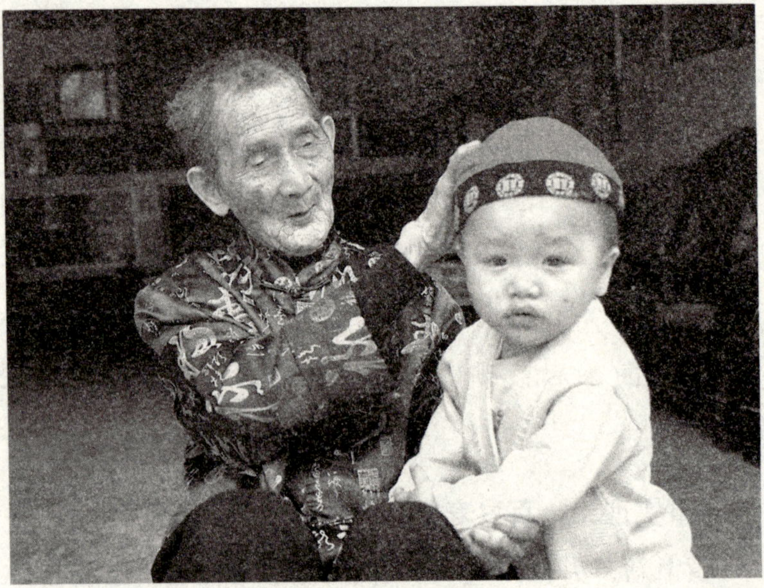

图 46　黄卜新

之为高山不老松。

［追本溯源］巴马巴盘屯寿星云集，不足 500 人口的小村，2009 年度里竟有 8 位高龄老年人健在，其中不乏超百岁长寿者。

［长寿因素］原生态食物，合理的膳食结构。无污染的自然环境。

［寿斯·寿思］只有为社会做出贡献，作为自然界中匆匆过客中的人，才能把人生在地球上，留下“到此一游”的痕迹。

附录A　每个月享寿、食尚、神养、行养、形养、病养、备药、特日等通用要点

1月：

享寿：重点养肾，少咸添苦。宜滋补，苦、温。忌黏硬、生冷

食尚：谷薯豆杂粮：燕麦、糯米、大麦米、高粱米、黑米、红薯、薏米、黄米、小米、粳米、玉米、小麦、苦荞麦、莜麦、红豆、黄豆、黑豆、绿豆、豌豆、芸豆、淮山药、芋头、芡实

鱼畜禽蛋奶：海鱼、甲鱼、鸡肉、鸡蛋、鸽肉、鸭肉、鹅肉、羊肉（禁与南瓜同食）、狗肉（禁与绿豆、杏仁、菱角同食）、海参、牛肉、牛奶、虾皮

蔬菜副食类：大白菜、胡萝卜、白萝卜、大萝卜、小萝卜、南瓜、大油菜、芹菜、生菜、土豆，蘑菇包括香菇、草菇、平菇等，藕、绿豆芽、黄豆芽、豆制品、紫菜、海带、黑木耳、百合、姜、蒜、葱、香菜

水果坚果类：柑、橙、橘、桔、猕猴桃、苹果、甘蔗、山楂、枣、黑芝麻、核桃、杏仁、栗子、南瓜子、松子、莲子、枸杞子、龙眼肉、茯苓、银耳、桂圆

饮品其他类：蜂蜜、红茶

神养：冬应肾而养藏。宜调摄不良情绪

行养：宜早睡晚起，暖头、背、足，多晒太阳

形养：滑冰、打太极拳、大步健行

病养：容易患寒病，应防寒邪，脑血管疾病、心血管疾病、呼吸系统疾病、感冒、流行性感冒、肺炎、肺心病、脑脊髓膜炎、麻疹、风疹、白喉、腮腺炎、消化性溃疡等多发。夏病冬治。

备药：感冒清热冲剂、感冒软胶囊、板蓝根冲剂、止咳橘红丸、复方丹参片、人参健脾丸、六味地黄丸、气滞胃痛冲剂、通宣理肺丸、京万红软膏、伤湿止痛膏、跌打活血散

特日：1 日（元旦）

第一个周日（黑人日）

最后一个周日（世界防治麻风病日，1954 年起）

阴历十二月初八（腊八节）

5 ~7 日小寒交节，冷气积久，天气寒冷但还没有到极点

20 ~21 日大寒交节，一年中最冷的时期

2 月：

享寿：重点养肝，少酸添甘。宜升补，辛、甘、温。

忌酸涩、油腻、生冷、黏硬、刺激性、发物

食尚：谷薯豆杂粮：陈粳米、玉米、大麦米、小米、薏米、黑米、黄米、高粱米、糯米、黄豆、红豆、黑豆、绿豆、豌豆、芸豆、淮山药、芡实、锅巴、燕麦、小麦、苦荞麦、莜麦

鱼畜禽蛋奶：鲫鱼、鲢鱼、海鱼、甲鱼、乌骨鸡、鸡肉、鸡蛋、鹌鹑、鹌鹑蛋、猪肉、动物肝（禁与黄豆、豆腐、鱼同食）、牛奶、虾皮

蔬菜副食类：小萝卜、香菜，蘑菇包括香菇、草菇、平菇等，韭菜、菠菜、荠菜、芹菜、小油菜、春笋、香椿芽、黄豆芽、绿豆芽、豆制品、海带、紫菜、黑木耳、百合、黄花菜、豆豉、蒜（不宜生食）、葱（不宜生食）

水果坚果类：猕猴桃、苹果、柑橘、枣、花生（宜煮不宜炒）、枸杞子、荔枝、芝麻、桑椹、核桃

饮品其他类：蜂蜜、茉莉花茶

神养：春应肝而养生，宜制怒疏泄

行养：宜夜卧早起，穿宽松保暖的衣服忌大汗，衣着宜渐减、减衣不减裤“下厚上薄”、“V”字型装和“H”型运动装，室内宜栽吊兰

形养：跳舞、打太极拳、大步健行

病养：容易患温病，防风邪，支气管炎、肺炎、流行性感冒、肺结核、白喉、百日咳、麻疹、猩红热、伤

寒、流行性脑脊髓膜炎、流行性腮腺炎、病毒性肝炎等、心血管疾病、脑血管病等多发

备药：羚翘解毒丸、板蓝根冲剂、双黄连口服液、感冒清热冲剂、感冒软胶囊、川贝枇杷露、复方丹参片、乳酶生、酵母片、跌打活血散

特日：2 日（世界湿地日，1996 年定，1997 年起）

4 日（世界抗癌日，2000 年起）

10 日（国际气象节，1991 年起）

14 日（西方情人节）

21 日（国际母语日，1999 年定，2000 年起）

24 日（第三世界青年日，1975 年起）

阴历正月初一（春节）

阴历正月十五（元宵节）

3 ~5 日立春交节，大地回春，春天开始，植物开始有生气

18 ~20 日雨水交节，春雨时节开始和降雨量增加，天气变化不定，是全年寒潮过程出现最多的时节之一，忽冷忽热，乍暖还寒

3 月：

享寿：重点养肝，少酸添甘。宜升补，辛、甘、温。忌酸涩、油腻、生冷、黏硬、刺激性、发物

食尚：谷薯豆杂粮：陈粳米、玉米、大麦米、小米、薏米、黑米、黄米、高粱米、糯米、黄豆、红豆、黑豆、绿豆、豌豆、芸豆、淮山药、芡实、锅巴、燕麦、小麦、苦荞麦、莜麦

鱼畜禽蛋奶：鲫鱼、鲤鱼、海鱼、甲鱼、乌骨鸡、鸡肉、鸡蛋、鹌鹑、鹌鹑蛋、羊肉（禁与南瓜同食）、猪肉、动物肝（禁与黄豆、豆腐、鱼同食）、牛奶、虾皮

蔬菜副食类：小萝卜、香菜，蘑菇包括香菇、草菇、平菇等，韭菜、菠菜、荠菜、芥菜、芹菜、小油菜、小白菜、生菜、春笋、香椿芽、黄豆芽、绿豆芽、豆制品、海带、紫菜、黑木耳、百合、黄花菜、豆豉、蒜、小葱

水果坚果类：猕猴桃、苹果、柑橘、枣、花生、枸杞子、荔枝、芝麻、桑椹、核桃

饮品其他类：蜂蜜、茉莉花茶

神养：春应肝而养生，宜制怒疏泄

行养：宜夜卧早起，穿宽松保暖衣服忌大汗，衣着宜渐减、“下厚上薄”、“V”字型装和“H”型运动装，室内宜栽吊兰

形养：踏青、打太极拳、大步健行

病养：容易患温病，防风邪，支气管炎、肺炎、流行性感冒、肺结核、白喉、百日咳、麻疹、猩红热、伤寒、流行性脑脊髓膜炎、流行性腮腺炎、病毒性肝炎、

心血管疾病、过敏性疾病，慢性病患者最容易复发

备药：羚翘解毒丸、板蓝根冲剂、双黄连口服液、感冒清热冲剂、感冒软胶囊、川贝枇杷露、蜜炼川贝枇杷膏、复方丹参片、乳酶生、酵母片、气滞胃痛冲剂、跌打活血散

特日：1日（国际海豹日，1983年起）

3日（全国爱耳日，1998年起）

5日（中国志愿者日）

6日（世界青光眼日，2008年起）

8日（国际妇女节，1910年起）

12日（全国植树节，1979年起）

14日（国际警察日，2004年起）

15日（国际消费者权益日，1983年起）

17日（国际航海日。全国国医节，1929年起）

18日（全国爱肝日，2000年起。全国科技人才活动日，1993年起）

21日（世界睡眠日，2001年起。世界儿歌日，1976年起。世界诗歌日，1999年起。国际消除种族歧视日，1966年起。世界林业节又称世界森林日，1971年定，1972年起）

22日（世界水日，1993年起）

23日（世界气象日，1960年定，1961年起）

24 日（世界防治结核病日，1995 年定，1996 年起）

第二个周四（世界肾脏日，2006 年起）

最后一个周一（全国中小学安全教育日，1996 年起）

阴历二月初二（龙抬头、中国保护母亲河日）

5 ~7 日惊蛰交节，春雷响动，大地回春，天气变暖，万物复苏，冬春交替时期，气温变化幅度加大

20 ~22 日春分交节，季节变更的转折点，春季三个月的一半，这一天昼夜平分，此后转入白天长、夜间短的天气

4 月：

享寿：重点养肝，少酸添甘。宜升补，辛、甘、温。忌酸涩、油腻、生冷、黏硬、刺激性、发物

食尚：谷薯豆杂粮：陈粳米、玉米、大麦米、小米、薏米、黑米、黄米、高粱米、糯米、黄豆、红豆、黑豆、绿豆、豌豆、芸豆、淮山药、芡实、锅巴、燕麦、小麦、苦荞麦、莜麦

鱼畜禽蛋奶：鲫鱼、海鱼、甲鱼、乌骨鸡、鸡肉、鸡蛋、鹌鹑、鹌鹑蛋、羊肉（禁与南瓜同食）、猪肉、动物肝（禁与黄豆、豆腐、鱼同食）、牛肉、牛奶、虾皮

蔬菜副食类：小萝卜、香菜，蘑菇包括香菇、草菇、平菇等，韭菜、菠菜、荠菜、竹笋、芹菜、小油菜、小

白菜、生菜、春笋、芥蓝、香椿芽、黄豆芽、绿豆芽、豆制品、海带、紫菜、黑木耳、百合、黄花菜、豆豉、蒜、小葱

水果坚果类：猕猴桃、草莓、樱桃、苹果、柑橘、枣、花生、枸杞子、荔枝、芝麻、桑椹、核桃

饮品其他类：蜂蜜、茉莉花茶

神养：春应肝而养生，宜制怒疏泄

行养：宜夜卧早起，穿宽松保暖衣服忌大汗，衣着宜渐减、“下厚上薄”“V”字型装和“H”型运动装，室内宜栽吊兰

形养：春游、打太极拳、大步健行

病养：容易患温病，防风邪，支气管炎、肺炎、流行性感冒、肺结核、白喉、百日咳、麻疹、猩红热、伤寒、流行性脑脊髓膜炎、流行性腮腺炎、病毒性肝炎、心血管疾病、红眼病，精神病容易复发，谷雨节气以后是神经痛的发病期

备药：羚翘解毒丸、板蓝根冲剂、双黄连口服液、感冒清热冲剂、川贝枇杷露、蜜炼川贝枇杷膏、复方丹参片、乳酶生、酵母片、气滞胃痛冲剂、跌打活血散

特日：1 日（西方愚人节）

2 日（国际儿童图书日。西方复活节）

4 日（寒食节）

7 日（世界卫生日，1948 年定 7 月 22 日，1950 年起改）

11 日（世界帕金森病日，1997 年起）

15 日起（全国肿瘤防治宣传周，1995 年起）

21 日（全国企业家活动日，1994 年起）

22 日（世界地球日，1970 年起。世界法律日，1963 年起）

23 日（世界图书和版权日又称世界读书日，1995 年起）

25 日（世界疟疾日，2008 年起。中国计划免疫宣传日又称全国儿童预防接种宣传日，1986 年起）

26 日（世界知识产权日，2000 年定，2001 年起。全国疟疾日，2008 年起）

28 日（世界工作安全健康日，2003 年起）

第三个周日（世界植树节，1872 年定，1885 年起）

最后一个周三（国际秘书日，1952 年起）

第四个周日（世界儿童日，1986 年起）

阴历清明节气（清明节）

全国爱国卫生宣传月（1989 年起）

4 ~6 日清明交节，进入春暖花开万物生长时节

19 ~21 日谷雨交节，雨生百谷，中国寒潮天气基本结束，雨量增多

5月：

享寿：重点养心，添苦减甜。宜清补，苦、温。忌油腻、厚味、过食生冷，少辛辣

食尚：谷薯豆杂粮：苦荞麦、小米、粳米、玉米、大麦米、小麦、燕麦、莜麦、高粱米、黑米、薏米、红豆、黄豆、黑豆、绿豆、豌豆、芸豆、芡实

鱼畜禽蛋奶：甲鱼、青鱼、兔肉、鸡蛋、酸牛奶、虾皮

蔬菜副食类：苦瓜、丝瓜、南瓜、西葫芦、佛手瓜、金丝瓜、瓠瓜、芹菜、菜花、扁豆、西红柿、黄瓜、茄子、青椒、小白菜、小萝卜、盖菜、莴笋、圆白菜、竹笋、豆制品、海带、紫菜、海藻，蘑菇包括香菇、草菇、平菇等，黑木耳、百合、姜、蒜、葱

水果坚果类：草莓、花生、山楂、杏、哈密瓜、桃、龙眼肉、杨梅、乌梅、核桃

饮品其他类：绿茶、菊花茶

神养：夏应心而养长，宜息火乐观

行养：宜夜卧早起

形养：放风筝、打太极拳、大步健行

病养：容易患暑病，防暑邪，心血管疾病易发，小满节气是皮肤病的高发期

备药：复方丹参片、蜜炼川贝枇杷膏、风油精、跌

打活血散

特日：1 日（国际劳动节，1889 年起）

4 日（中国青年节，1949 年起。“五四”运动纪念日，1919 年起。全国科技传播日，1996 年起）

8 日（世界红十字日，1948 年起。世界微笑日，1948 年起）

12 日（国际护士节，1912 年起。全国防灾减灾日，2009 年起）

15 日（国际家庭日，1994 年起）

17 日（世界电讯日，1969 年起）

18 日（国际博物馆日，1978 年起）

19 日（世界肝炎日，2008 年起。中国旅游日，2011 年起）

20 日（全国母乳喂养宣传日，1990 年起。全国学生营养日，1990 年起）

21 日（国际助残日）

22 日（国际生物多样性日，1994 年定 12 月 29 日，2001 年起改）

26 日（世界向人体条件挑战日）

31 日（世界无烟日，1988 年 4 月 7 日定，1989 年起）

第一个周二（世界哮喘日，1998 年定，2000 年起）

第二个周六（世界高血压日，2005 年起）

第二个周日（母亲节）

第三周（全国科技活动周，2001 年起）

第三个周二（国际牛奶日，1961 年起）

第三个周四（全国防治碘缺乏病日，1994 年定，2001 年起）

第三个周日（全国助残日，1991 年起）

世界太极拳月（2000 年起）

5 ~7 日立夏交节，夏天开始，植物逐渐随温暖的气候生长

20 ~22 日小满交节，麦粒开始饱满，但还没有成熟，炎热夏季的开始

6 月：

享寿：重点养心，添苦减甜。宜清补，苦、温。忌油腻、厚味、过食生冷，少辛辣。夏至后，重点养脾，添苦少甜。宜清补，苦、温。忌黏硬、油腻、厚味、过食生冷，少辛辣

食尚：谷薯豆杂粮：苦荞麦、小麦、小米、粳米、玉米、大麦米、燕麦、莜麦、高粱米、黑米、薏米、红豆、黄豆、黑豆、绿豆、豌豆、芸豆、芡实

鱼畜禽蛋奶：甲鱼、青鱼、兔肉、鸭蛋、酸牛奶、

虾皮

蔬菜副食类：苦瓜、丝瓜、南瓜、西葫芦、佛手瓜、金丝瓜、瓠瓜、芹菜、菜花、洋葱、扁豆、架豆、西红柿、黄瓜、茄子、青椒、马齿苋、小白菜、小萝卜、圆白菜、土豆、豇豆、蚕豆、豆制品、海带、紫菜、海藻，蘑菇包括香菇、草菇、平菇等，黑木耳、百合、姜、蒜、葱

水果坚果类：草莓、花生、山楂、西瓜、杏、哈密瓜、桃、龙眼肉、杨梅、乌梅、核桃

饮品其他类：绿茶、菊花茶

神养：夏应心而养长，宜息火乐观。夏至后，宜静心养神健脾

行养：宜夜卧早起，背心护胸背“兜肚”

形养：海滨和山区旅游、打太极拳、大步健行

病养：容易患暑病，防暑邪，心血管疾病、食物中毒、急性胃肠炎、口腔疾病。夏至后，容易患湿病，防湿邪，食物中毒、急性胃肠炎、细菌性痢疾、中暑、流行性乙型脑炎

备药：复方丹参片、氟哌酸、牛黄解毒丸、银翘解毒丸、蜜炼川贝枇杷膏、气滞胃痛冲剂、风油精。夏至后，氟哌酸、藿香正气软胶囊、银翘解毒丸、蜜炼川贝枇杷膏、气滞胃痛冲剂、金匮肾气丸、人参健脾丸、枳

术丸、清凉油、风油精、跌打活血散

特日：1 日（国际儿童节，1949 年起。世界牛奶日，2000 年起）

5 日（世界环境日，1972 年起）

6 日（全国爱眼日，1996 年起）

11 日（全国人口日）

14 日（世界无偿献血者日，2004 年起）

17 日（世界防止荒漠化和干旱日，1994 年起）

20 日（世界难民日，2000 年定，2001 年起）

21 日（世界运动神经元病日，2000 年起）

22 日（中国儿童慈善活动日，2002 年起）

23 日（国际奥林匹克日，1894 年起。世界手球日）

24 日（世界卒中日，2005 年起）

25 日（全国土地日，1991 年起）

26 日（国际禁毒日，1987 年起）

29 日（全国科普行动日，2003 年起）

30 日（世界青年联欢节，1986 年定，1987 年起）

第三个周日（父亲节）

阴历五月初五（端午节）

5 ~ 7 日芒种交节，小麦、大麦等有芒的作物收获或晚谷、黍、稷播种

21 ~ 22 日夏至交节，季节变更的转折点，白昼最长，

以后白昼就一天比一天短

7月：

享寿：重点养脾，添苦少甜。宜淡补，苦、温。忌黏硬、油腻、厚味、过食生冷，少辛辣

食尚：谷薯豆杂粮：糯米、小麦、小米、薏米、大麦米、粳米、玉米、苦荞麦、燕麦、莜麦、高粱米、黑米、淮山药、红豆、黄豆、黑豆、绿豆、豌豆、芸豆、芡实

鱼畜禽蛋奶：甲鱼、青鱼、兔肉、鸭肉、鸡蛋、酸牛奶、虾皮

蔬菜副食类：白扁豆、架豆、苦瓜、丝瓜、冬瓜、南瓜、西葫芦、佛手瓜、金丝瓜、瓠瓜、芹菜、甘蓝、西红柿、黄瓜、茄子、青椒、小白菜、小萝卜、圆白菜、土豆、豇豆、豆制品、海带、紫菜、海藻，蘑菇包括香菇、草菇、平菇等，黑木耳、百合、姜、蒜、葱

水果坚果类：草莓、花生、山楂、枣、西瓜、杏、哈密瓜、桃、荔枝、杨梅、乌梅、莲子、榛子仁、核桃

饮品其他类：绿茶、菊花茶

神养：长夏应脾而养化，宜静心养神健脾

行养：宜夜卧早起，背心护胸背“兜肚”

形养：游泳、海滨和森林旅游、打太极拳、大步

健行

病养：容易患湿病，防湿邪，食物中毒、急性胃肠炎、细菌性痢疾、中暑、流行性乙型脑炎易发。冬病夏治

备药：氟哌酸、藿香正气软胶囊、银翘解毒丸、蜜炼川贝枇杷膏、气滞胃痛冲剂、金匮肾气丸、人参健脾丸、枳术丸、清凉油、风油精、跌打活血散

特日：1 日（世界建筑节，1985 年定，1986 年起。中国共产党成立纪念日，1921 年起。香港回归纪念日，1997 年起）

7 日（中国人民抗日战争纪念日，1937 年起）

8 日（世界过敏性疾病日，2005 年起）

11 日（世界人口日，1987 年定，1990 年起）

26 日（世界语（言）创立日，1887 年起）

28 日（世界肝炎日，2010 年起）

第一个周六（国际合作节，1992 年定，1995 年起）

6 ~ 8 日小暑交节，气候炎热但还没有热到极点

22 ~ 24 日大暑交节，炎热到极点

8 月：

享寿：重点养肺，少辛添酸。宜平补，以润清燥。忌辛辣、刺激性、生冷，少食寒凉

食尚：谷薯豆杂粮：新粳米、薏米、糯米、黄米、玉米、大麦米、小麦、小米、燕麦、莜麦、黑米、高粱米、红豆、芸豆、黄豆、黑豆、绿豆、豌豆、芸豆、芡实、淮山药

鱼畜禽蛋奶：鱿鱼、鲥鱼、泥鳅、乌骨鸡、鳖肉、鸭肉、鸭蛋、牛肉、酸牛奶、虾皮

蔬菜副食类：丝瓜、冬瓜、南瓜、架豆、豇豆、白萝卜、圆白菜、茄子、小油菜、小白菜、小萝卜、西红柿、黄瓜、青椒，蘑菇包括香菇、草菇、平菇等，藕、豆制品、海带、紫菜、白木耳、黑木耳、百合

水果坚果类：香蕉、苹果、葡萄、橙子、柚子、橘子、芦柑、广柑、金橘、阳桃、芒果、石榴、柠檬、菠萝、荸荠、菱角、杏仁、梨、甘蔗、枣、枸杞子、莲子、银耳、核桃、芝麻、花生、山楂、白果、橄榄

饮品其他类：蜂蜜、豆浆、饴糖、乌龙青茶

神养：秋应肺而养收，宜宁志乐观

行养：宜早睡早起，缓穿缓脱，穿轻薄保暖又不感热的衣服，勤吐纳

形养：打太极拳、大步健行

病养：容易患燥病，防燥邪，霍乱、伤寒、支气管哮喘、心血管疾病、关节炎、肠道传染病、疟疾、流行性乙型脑炎，旧病如胃病、慢性支气管炎、支气管哮喘

等病容易复发

备药：口服补液盐、银翘解毒丸、蜜炼川贝枇杷膏、气滞胃痛冲剂、复方丹参片、六味地黄丸、风油精

特日：1日（中国人民解放军建军节，1927年起）

1日~7日（世界母乳喂养周，1992年起）

8日（全国全民健身日，2009年起）

26日（全国律师咨询日，1980年起）

阴历七月初七（七夕。中国情人节）

阴历七月十五（鬼节）

7~9日立秋交节，秋天开始，植物快成熟

22~24日处暑交节，暑天将终止

9月：

享寿：重点养肺，少辛添酸。宜平补，以润清燥。忌辛辣、刺激性、生冷，少食寒凉

食尚：谷薯豆杂粮：玉米、新粳米、薏米、糯米、小米、黄米、大麦米、小麦、燕麦、莜麦、黑米、高粱米、红豆、黄豆、黑豆、绿豆、豌豆、芸豆、芡实、淮山药、芋头

鱼畜禽蛋奶：虾、鱿鱼、鲥鱼、泥鳅、乌骨鸡、鳖肉、鸭肉、鸭蛋、牛肉、酸牛奶、虾皮

蔬菜副食类：扁豆、架豆、丝瓜、南瓜、豇豆、豌

豆、白萝卜、大萝卜、大白菜、圆白菜、茄子、小油菜、小白菜、小萝卜、西红柿、黄瓜、青椒，蘑菇包括香菇、草菇、平菇等，藕、豆制品、海带、紫菜、白木耳、黑木耳、百合、蒜

水果坚果类：香蕉、苹果、葡萄、橙子、柚子、橘子、芦柑、广柑、金橘、阳桃、芒果、无花果、石榴、柠檬、菠萝、荸荠、菱角、杏仁、梨、甘蔗、枣、枸杞子、莲子、银耳、核桃、芝麻、花生、山楂、白果、橄榄、桂花

饮品其他类：蜂蜜、豆浆、饴糖、乌龙青茶

神养：秋应肺而养收，宜宁志乐观

行养：宜早睡早起，缓穿缓脱，穿轻薄保暖又不感热的衣服，勤吐纳

形养：秋游、打太极拳、大步健行

病养：容易患燥病，防燥邪，霍乱、伤寒、鼻腔疾病、支气管哮喘、心血管疾病、关节炎、肠道传染病、疟疾、流行性乙型脑炎，旧病如胃病、慢性支气管炎、支气管哮喘等病容易复发

备药：口服补液盐、氟哌酸、银翘解毒丸、感冒软胶囊、气滞胃痛冲剂、复方丹参片、六味地黄丸、跌打活血散

特日：3 日（中国人民抗日战争胜利纪念日，1945

年起）

8 日（世界狂犬病日，2007 年起。国际扫盲日，1966 年起。国际新闻工作者日，1985 年定）

10 日（世界预防自杀日，2003 年起。中国教师节，1985 年起）

14 日（世界清洁地球日，1993 年起）

16 日（国际保护臭氧层日，1995 年起。中国脑健康日，2000 年起）

20 日（全国爱牙日，1989 年起。全国公民道德宣传日，2003 年起）

21 日（世界老年性痴呆病宣传日，1994 年起）

25 日（全国律师日，2004 年起）

27 日（世界旅游日，1979 年起）

第三个周二（国际和平日，1981 年定，2002 年起）

第三个周六（全民国防教育日，2001 年起）

最后一个周一（世界海事日，1977 年定 3 月 17 日，1978 年起，1979 年起改）

最后一个周日（世界心脏日，1999 年定，2000 年起。国际聋人节，1958 年起）

阴历八月十五（中秋节）

7 ~ 9 日白露交节，天气开始转凉，标志着炎热向凉爽的过渡，是全年昼夜温差最大的一个节气

22~24日秋分交节，季节变更的转折点，秋季三个月的一半，这一天昼夜平分，此后转入白天短夜间长的天气

10月：

享寿：重点养肺，少辛添酸。宜平补，以润清燥。忌辛辣、刺激性、生冷食物，少食寒凉

食尚：谷薯豆杂粮：玉米、新粳米、薏米、小米、糯米、黄米、大麦米、高粱米、小麦、黑米、燕麦、莜麦、红薯、红豆、黄豆、黑豆、绿豆、豌豆、芸豆、芡实、淮山药、芋头

鱼畜禽蛋奶：虾、鲫鱼、鱿鱼、鲥鱼、泥鳅、乌骨鸡、鳖肉、鸭肉、鸭蛋、牛肉、酸牛奶、虾皮

蔬菜副食类：白萝卜、胡萝卜、大萝卜、大白菜、莴笋、土豆、丝瓜、南瓜、豌豆、圆白菜、大油菜、茄子、芹菜、小萝卜，蘑菇包括香菇、草菇、平菇等，藕、豆制品、海带、紫菜、白木耳、黑木耳、百合、蒜

水果坚果类：香蕉、苹果、葡萄、橙子、柚子、橘子、芦柑、广柑、金橘、阳桃、芒果、无花果、石榴、柠檬、菠萝、荸荠、菱角、杏仁、梨、甘蔗、枣、枸杞子、莲子、银耳、核桃、芝麻、花生、山楂、白果、橄榄、葵花子

饮品其他类：蜂蜜、豆浆、饴糖、乌龙青茶

神养：秋应肺而养收，宜宁志乐观

行养：宜早睡早起，缓穿缓脱，穿轻薄保暖又不感热的衣服，勤吐纳

形养：爬山、打太极拳、大步健行

病养：容易患燥病，防燥邪，霍乱、伤寒、支气管哮喘、心血管疾病、关节炎、肠道传染病、疟疾、流行性乙型脑炎、消化性溃疡、感冒，旧病如胃病、慢性支气管炎、支气管哮喘等病容易复发

备药：口服补液盐、氟哌酸、银翘解毒丸、感冒软胶囊、气滞胃痛冲剂、养阴清肺膏、复方丹参片、六味地黄丸、跌打活血散

特日：1 日（中华人民共和国国庆节，1949 年起。国际老人节，1991 年起。国际音乐日，1979 年定，1980 年起）

2 日（国际和平与民主自由斗争日，1949 年起。国际非暴力日，2007 年起）

4 日（世界动物日）

5 日（世界教师日，1994 年起）

7 日（世界造口日，1997 年起）

8 日（全国防治高血压日，1998 年起）

9 日（国际邮政日，1969 年起）

10日（世界精神卫生日，1992年起。世界居室卫生日）

11日（世界爱眼日。世界镇痛日，2004年起）

12日（世界关节炎日，1999年起）

13日（世界保健日，1950年起。国际教师节）

14日（世界标准日，1946年定）

15日（国际盲人日，1984年起）

16日（世界疼痛日。世界粮食日，1979年定，1981年起）

17日（世界消除贫困日，1992年起）

20日（世界厨师日，2004年定。中国厨师节，1999年定。世界骨质疏松日，1996年定6月24日，1998年起改）

22日（世界传统医药日，1991年起。国际口吃日，1998年起）

24日（联合国日，1947年起。世界发展信息日，1972年起）

26日（世界足球日，1863年起）

28日（全国男性健康宣传日，2000年起）

31日（世界勤俭日，1942年起）

第一个周一（国际住房日，1985年起。世界建筑日，1996年起）

第二个周三（国际减灾日，1989 年起）

第二个周四（世界视觉日）

阴历九月初九（重阳节）

8~9 日寒露交节，气候将逐渐由凉转冷，标志着凉爽向寒冷的转折

23~24 日霜降交节，见霜了

11 月：

享寿：重点养肾，少咸添苦。宜滋补，苦、温。忌黏硬、生冷

食尚：谷薯豆杂粮：燕麦、糯米、高粱米、黑米、红薯、薏米、黄米、小米、粳米、玉米、大麦米、小麦、苦荞麦、莜麦、红豆、芸豆、黑豆、黄豆、绿豆、豌豆、淮山药、芡实、芋头

鱼畜禽蛋奶：海鱼、甲鱼、鸡肉、鸡蛋、鸽肉、鸭肉、鹅肉、羊肉（禁与南瓜同食）、狗肉（禁与绿豆、杏仁、菱角同食）、牛肉、牛奶、虾皮

蔬菜副食类：大白菜、胡萝卜、白萝卜、大萝卜、黄瓜、南瓜、大油菜、芹菜、土豆，蘑菇包括香菇、草菇、平菇等，藕、绿豆芽、黄豆芽、豆制品、紫菜、海带、黑木耳、百合、姜、蒜、葱、香菜

水果坚果类：柑、橙、橘、桔、甘蔗、山楂、枣、